Ai miei pazienti,
al loro coraggio,
alla loro determinazione

Stefano Erzegovesi

I GRASSI SONO BELLISSIMI
Sopravvivere alla Dieta
Sopravvivere ai Disturbi Alimentari

INDICE

PROLOGO

Questo piccolo libro nasce dagli incontri di "psicoeducazione nutrizionale", incontri che tengo ogni settimana con i miei pazienti.

Vista la numerosità e la complessità degli argomenti, molti pazienti mi hanno chiesto di scrivere una traccia, una sorta di "compagno di viaggio", per tutte le persone che hanno iniziato un percorso di cura per un disturbo alimentare, quindi Anoressia Nervosa, Bulimia Nervosa, Obesità con Binge Eating Disorder (BED).

Come una ricetta non serve quasi a nulla senza una cucina ed un bravo cuoco, così questo libro non serve quasi a nulla senza un centro di cura ed un bravo medico: nello specifico, se avete una diagnosi di disturbo alimentare, è <u>necessario</u> che siate seguiti da persone esperte all'interno di un centro specializzato.

Buona lettura!

QUALCOSA DI SEMPLICE, QUALCOSA DI PRATICO

Anni fa, quando cercavo di montare il seggiolino per auto del mio primo figlio, mi sono scontrato con quei manuali, all'apparenza così pratici, che rimangono custoditi nello schienalino. Un manuale che mi ha dato l'impressione di essere improvvisamente diventato scemo: possibile che sia così complicato allungare una cinghietta? E che sia ancora più complicato bloccarlo con la cintura di sicurezza al sedile dell'auto? O che sia così importante leggere pagine piene di numeri di omologazione per i vari paesi? O vogliamo parlare di disegni e foto che continuiamo a girare ma che non sappiamo da che parte guardare?

Scrivendo questo libro, ho cercato di fare l'opposto del manuale del seggiolino: poche idee ma chiare, poca teoria e molta pratica, pochi costrutti teorici e molti esempi pratici, spesso presi direttamente (li trovate "virgolettati") dalle parole delle persone che ho ascoltato e che ascolto ogni giorno.

Ho cercato di riunire in queste pagine le cose più importanti che mi piace e che mi sembra importante raccontare durante gli incontri, individuali e di gruppo, con i miei pazienti sofferenti di un disturbo alimentare.

Al di là che abbiate un disturbo alimentare o vogliate semplicemente acquisire uno stile alimentare più sano e consapevole, al termine della lettura potrete avere un'idea più chiara di cosa voglia effettivamente dire mangiare "sano".

Inoltre, perché no, mi piacerebbe ritrovarvi animati dalla curiosità di provare modi nuovi di prendervi cura di voi attraverso il cibo e, soprattutto, più consapevoli nell'ascoltare i bisogni del vostro corpo (e del vostro spirito).

LA SAGGEZZA DI UN FILOSOFO

Massimo, un mio amico filosofo, quando inizia alla filosofia i suoi studenti, racconta di una casa costruita qualche secolo prima di Cristo: il Tempio di Apollo a Delfi.

Sul frontone del tempio di Apollo era scritto, a caratteri cubitali, "Conosci te stesso" e "Nulla di troppo": esortazioni da cui prende inizio la filosofia, ma anche esortazioni fondamentali per iniziare un percorso, sensato e sensibile, di buona nutrizione.

Conosci te stesso

I nostri bisogni, alimentari e non solo, sono direttamente collegati alla vita che facciamo. Quindi facciamoci qualche domanda:

- in che clima vivo?

Una persona che vive in montagna, con basso irraggiamento solare e basse temperature, avrà bisogni alimentari profondamente diversi da una persona che vive in una città dal clima temperato e con case ben (a volte troppo!) riscaldate; ancora più diversi saranno i suoi bisogni rispetto ad una persona che vive in un clima tropicale.

Facciamoci caso: non ci "farebbe strano" se ci offrissero in un rifugio di montagna, tra una sciata e l'altra, un filettino di pesce al vapore accompagnato da lattuga e pomodori freschi e un bell'ananas alla fine? E un bello stracotto d'asino con polenta taragna in un assolato pranzo d'agosto in riva al mare?

A seconda del clima sono diversi non solo i cibi, ma anche le cotture: più leggere e tendenti verso il crudo nei climi più caldi, il contrario nei climi più freddi. Per questo motivo, a mio avviso non hanno senso i consigli nutrizionali del tipo "è meglio mangiare tutto crudo perché preserva le vitamine", piuttosto che "la cottura ideale è quella al vapore, perché è più leggera": dipende da quali sono i nostri bisogni in quel momento e in quel luogo della nostra vita.

Direttamente collegate al clima sono le stagioni: ogni clima ed ogni stagione avranno i loro bisogni alimentari ed i loro piatti ideali; quindi tanti broccoli e carciofi d'inverno e tanti pomodori e cetrioli d'estate, tante arance e mandarini d'inverno e tante pesche e albicocche d'estate. Possiamo considerare una simile varietà stagionale come un fatto religioso ("è il Padreterno che ha voluto così"), come un fatto scientifico ("d'inverno ci servono più vitamina C e zeaxantina, d'estate ci servono più carotene e licopene") o, più semplicemente, come un fatto di buon senso ("se le tradizioni si sono consolidate, nel corso dei secoli, su un certo modo di mangiare in vari momenti dell'anno, un motivo ci sarà"); in ogni caso, teniamone conto.

L'attuale globalizzazione ci permette di mangiare, ogni giorno e per tutto l'anno, gli stessi primi piatti, gli stessi secondi, la stessa verdura e frutta; scelta certamente non salutare in termini nutrizionali ma, se ci pensiamo, anche un pochino triste in termini emozionali.

- quali sono i miei livelli di attività fisica?
  È noto a tutti che, più ci muoviamo, più abbiamo bisogno di energie, quindi di calorie. Meno noto a tutti, ma ugualmente importante, che in caso di attività fisica pesante (pensiamo agli atleti o a coloro che fanno lavori pesanti) i bisogni di proteine, grassi ed altri nutrienti sono più alti.
  Consapevoli di questo, ben vengano 2 uova con pancetta al mattino se dopo andiamo a spaccare la legna all'aperto per 8 ore, ma lasciamole stare se passiamo l'intera giornata al tavolo di una scrivania.

- in che fase della vita sono, ovvero sono in una fase di accrescimento, di giusto peso stabile o di troppo peso?

Bambini, adolescenti, donne in gravidanza o allattamento, persone sottopeso (ad es. chi soffre di anoressia nervosa), atleti che svolgano attività fisica pesante, sono tutte persone che hanno bisogno di crescere o far crescere. Quindi ben vengano più latte e derivati e più prodotti raffinati e con meno fibre.

Anche in questo caso il buon senso ci guida nella giungla dei miti dell'alimentazione moderna: che "tante fibre alimentari e tanti prodotti integrali fanno bene" è sicuramente vero, ma faranno bene a noi? Se siamo soggetti normopeso o, ancor più, in sovrappeso, ci faranno benissimo ma, se siamo soggetti in accrescimento, avremo bisogno di più sostanza e di meno fibra. Se mia nonna mangiava la zuppa di riso integrale con le verze, ma a me dava lo stesso riso in crema passato al passaverdure, un buon motivo ci sarà pur stato.

- conosco i limiti della mia pancia?

"Conosci te stesso" significa anche conoscere i propri limiti umani: diamoci il tempo di capire quali cibi ci fanno stare bene durante e, soprattutto, nelle 4-6 ore dopo il pasto.

Più in generale, diamoci il tempo di ascoltare i segnali interni della nostra pancia: quella che gli studiosi chiamano *consapevolezza enterocettiva* significa riconoscere, e distinguere, che nella nostra pancia ci possono essere la fame e la sazietà, ma anche le sensazioni di vuoto e noia, di tristezza e bisogno di consolazione. Riconoscere e distinguere le sensazioni ci renderà giustamente affamati e giustamente sazi, quindi mai né sottopeso né sovrappeso.

Nulla di troppo (ovvero le guance del branzino)

Viviamo in un periodo in cui siamo bombardati da consigli sul mangiare "tante cose buone" o "tante cose che fanno molto bene alla salute".

La natura non esagera mai e non trattiene mai nulla per sé e, soprattutto, non spreca nulla: se non lo fa la natura, al cui confronto noi esseri umani siamo poco meno della punta di un capello, non facciamolo neanche noi.

Non facciamolo con gli eccessi da crapulone ma, attenzione!, neanche con gli eccessi da salutista: il licopene è sicuramente un ottimo antiossidante, ma mangiare tutti i giorni 3 kg di pomodori, peggio ancora se fuori stagione, non ha alcun senso; la curcumina ha sicuramente una serie di effetti benefici sui fattori di rischio cardiovascolare e su alcuni tumori, ma riempire di curcuma in polvere tutti i nostri piatti, appiattendone il gusto, non ha ugualmente senso.

Non pensate al *nulla di troppo* come ad una visione bacchettona della vita, in cui una noiosa e ripetitiva moderazione debba essere la base morale della nostra vita, anzi: mantenere il giusto equilibrio sarà sempre l'esperienza più "goduriosa" della nostra vita, esperienza di piacere vero, che ci gratifica a lungo durante e che ci lascia tranquilli e rilassati dopo (per una trattazione più estesa di questo punto, vedi il capitolo "Mi piace: piacere o consolazione?").

Vi domanderete cosa c'entrano le guance del branzino con il tempio di Apollo? Ve lo racconto con un aneddoto della mia vita:
In uno dei primi pasti insieme a Susanna, che sarebbe poi diventata mia moglie, mi sono trovato quasi per caso a pulire e selezionare una parte del branzino (ma va bene anche l'orata o qualsiasi pesce "a forma di pesce") poco davanti alla branchia, in quello che ho immaginato corrispondere al muscolo della mandibola: pochi grammi di carne prelibata, saporita e morbida, mai troppo asciutta e mai troppo grassa.

E' bellissimo condividere quei pochi grammi con le persone a cui volete bene, ad esempio "una guancia per uno" se siete in coppia o, come capita adesso in famiglia, "una guancia per ogni bambino".

Immaginiamo di essere dei magnati stramiliardari, che ogni giorno possono ordinare centinaia di branzini e mangiare un piatto pieno di quei piccoli pezzi di carne: sarà un fatto che fa bene all'economia, così il Prodotto Interno Lordo sale? Creeremo degli enormi sprechi? Stermineremo gli equilibri della fauna marina?

Forse tutte queste cose. Sicuramente sarà un "troppo" che, con il tempo, ci verrà a noia e ci farà perdere la gioia del godimento di quel piccolo boccone. Soprattutto, ci farà perdere la gioia di condividerlo, con le persone che ci vogliono bene e a cui vogliamo bene.

"MI PIACE": PIACERE O CONSOLAZIONE?

Prendiamoci il tempo di ascoltare il nostro corpo e facciamoci caso: quanto sono veloci ad arrivare e quanto tempo ci "restano dentro" le sensazioni di quello che mangiamo?

Possibilità numero 1: abbiamo mangiato un alimento con un profilo aromatico che definiremo "appuntito": sensazione di gusto e profumo intensi, quasi immediati appena messo in bocca. Può essere una patatina di fast-food, ma anche una merendina o un prodotto da forno industriale, anche una semplice bibita zuccherata.

Dicevamo sensazione quasi immediata di gusto, "come un piacevole calcio nel sedere di gusto" come una volta mi ha detto un paziente ghiottissimo di patatine, "come il ritrovarsi all'istante sul cocuzzolo di una ripida montagna".

MA continuiamo ad ascoltare il nostro corpo e vediamo cosa succede dopo: passato l'effetto "calcio nel sedere", ci resta in bocca come una sensazione di vuoto, un vuoto che abbiamo come la sensazione di dover colmare rapidamente per non riprecipitare in basso.

Come colmare questo vuoto? Rimettendo rapidamente in bocca un altro boccone del nostro cibo.

L'effetto finale? mangio un alimento che, aromaticamente parlando, più lo mangio e più continuerei a mangiarlo. La cosa farà sicuramente felice il produttore di quel cibo, che ne venderà tanto, e darà a me un'illusione di "piacere" MA che, come tutti gli apparenti piaceri immediati che si lasciano dietro una sensazione di vuoto, non sono vero piacere.

Come potremmo chiamarlo? In termini neurobiologici potremmo parlare di un effetto *anestetico* di riduzione del dolore emotivo, di una rapida consolazione che, "vigliaccamente, sento tanto più benefica quanto più mi porto dentro del dolore emotivo".

Pensiamo a tutte le cosiddette sostanze da abuso, droghe e non solo: eroina, cocaina, amfetamine, cannabinoidi, ma anche nicotina, alcol, benzodiazepine, eccetera: pur con le enormi differenze nella loro azione a livello cellulare, si portano tutte dietro una caratteristica comune, la rapidità d'azione. Molte di loro si portano dietro un altro effetto comune: l'effetto anestetico.

Effetto simile hanno anche alcuni comportamenti cosiddetti compulsivi, pensiamo al gioco d'azzardo patologico: l'obiettivo non è mai una strategia di guadagno o di vittoria a lungo termine, ma solo di percepire quel "brivido" da scommessa che, inevitabilmente, passa in fretta e può essere colmato solo con altro gioco d'azzardo, in una spirale senza fine.

Quindi: non demonizziamoli MA manteniamoci sempre vigili quando abbiamo a che fare con cibi, sostanze, o comportamenti, dall'effetto rapido e immediato. Già che ci siamo, manteniamoci vigili anche quando incontriamo persone che ci propongono soluzioni rapide e immediate, quasi magiche!

Come sempre, ascoltiamo noi stessi: se ci portiamo dentro un dolore, fisico, emotivo o di qualsiasi altro tipo, saremo più sensibili all'infido effetto di "magico" sollievo di alcuni cibi.

I cibi-spazzatura hanno successo non perché ci sono degli "industriali cattivoni" che ce li propinano; ma perché ci sono tante persone che si portano dentro del dolore di cui non sono consapevoli.

Ma non perdiamoci d'animo, fortunatamente la natura ha pensato per noi alla possibilità numero 2:

Sempre in ascolto con noi stessi, armiamoci di curiosità ed iniziamo a mangiare un alimento con un profilo aromatico che definiremo "dolcemente collinare" (se avete dei dubbi, seguite un motociclista vero quando si gode lentamente, curva dopo curva, la strada che porta ad un passo di montagna e poi si ferma tranquillo in cima al passo).

Non c'è bisogno di alimenti da ricchi: ci basta un pezzo di pane ben fatto (magari di farina integrale vera, ma anche il grano duro va benissimo) con un goccio d'olio.

Iniziamo a sentire un aroma per nulla immediato, che cresce e cambia man mano che mastichiamo: una punta di amaro che si addolcisce, un po' di piccantino che si ammorbidisce, il croccante della crosta che poco a poco si avvicina alla morbidezza della mollica e, soprattutto, una serie di profumi che, dalla bocca, risale al retrofaringe verso il naso, appagando davvero i nostri sensi (ricordiamoci che si mangia con la bocca ma, soprattutto, con il naso).

Alla fine del boccone avremo sicuramente voglia di mangiarne ancora, ma senza foga e senza fretta. Raggiungeremo lentamente un prolungato appagamento e, alla fine, sarà un appagamento che ci accompagnerà a lungo, senza cadute improvvise.

Il vero piacere, dal cibo ma anche da qualsiasi altro stimolo sano della vita, comporta quindi un'enorme differenza dalla consolazione: non lo si raggiunge mai in maniera istantanea e, una volta raggiunto, ci lascia del tempo per rimanere tranquilli ed appagati, tempo in cui riduciamo la nostra attività motoria e non sentiamo il bisogno di andare a cercare altri stimoli.

Ci occuperemo, nella parte principale del libro, proprio di questo: di aiutarvi a scegliere, e a preparare, i cibi con un profilo aromatico più equilibrato, in grado di darvi le giuste sensazioni e, soprattutto, le giuste energie per lungo tempo.

IO E GLI ALTRI
Il Cibo come Relazione

Una frase di una mia paziente bulimica, tanti anni fa, mi ha insegnato sul significato del cibo più di molti libri o articoli scientifici:

"il cibo, come una mamma buona da piccoli, non mi giudica mai e mi dà sempre conforto, mi fa sentire protetta dal dolore e mi fa sentire meno di aver bisogno degli altri".

Quindi sicuramente il cibo come fonte di nutrienti vitali, per dare e mantenere salute, ma anche il cibo come prima forma di contatto, di relazione, nella nostra vita.

Facciamoci caso: tutte le abitudini "appuntite" di cui abbiamo parlato nello scorso capitolo, i cibi-spazzatura, le droghe, le slot-machine e quant'altro, ci portano, con il tempo, a diventare più solitari: è come se, attraverso quel tipo di stimolo, ci illudessimo di poter bastare a noi stessi, di appagare attraverso noi stessi il nostro innato bisogno di relazione.

Chi soffre di patologie compulsive (alimentazione incontrollata, abuso di sostanze, gioco d'azzardo, eccetera) non è uno stupido: sa bene che l'illusione dell'appagamento, all'inizio, si sente bene e si sente forte. Il problema è che, alla prova del tempo, il bisogno "appuntito" è sempre più forte e l'appagamento è sempre più debole, fino ad un progressivo isolamento dal mondo, all'abbruttimento ed allo sfinimento.

Quando mangiamo in maniera salutare, ci viene voglia di condividere l'esperienza con altri, in uno scambio reciproco di buona comunicazione, di dare amore, ricevere gratitudine e viceversa.

Ma torniamo sul pratico: dal prossimo capitolo arriveremo al nocciolo della questione, quindi inizieremo a farci un'idea precisa di cosa voglia effettivamente dire "abitudini alimentari sane".

USCIRE DALLE PIRAMIDI,
ENTRARE A CASA
i 7 passi verso casa

La cosiddetta "piramide alimentare", ovvero quello schema che dovrebbe guidarci con semplicità verso abitudini alimentari sane, non mi ha mai convinto.

E' cambiata troppo radicalmente nel corso del tempo: prima consigliava "la cosa da mangiare di più sono cereali raffinati e loro derivati", poi invece "ops, ci siamo sbagliati, se mangiate troppi cereali e derivati raffinati vi ammalate di più di diabete, obesità e malattie cardiovascolari; quindi, da adesso, la cosa da mangiare di più sono frutta e verdura"). Non so a voi, ma a me un cambiamento così radicale lascia molto disorientato e un po' sospettoso.

Più in generale, lo abbiamo visto parlando del "conosci te stesso", faccio fatica ad immaginare "cibi che fanno benissimo e che bisogna mangiare tantissimo" e "cibi che fanno malissimo e che non bisogna mangiare mai"; dipende da chi sono io, dove vivo, quali sono le mie abitudini di vita e lavoro, eccetera.

Sullo sfondo, continuava a girarmi per la testa che la parola-chiave, parlando di sana alimentazione, doveva essere "equilibrio", equilibrio tra le parti.

Quindi che cosa, per rimanere in piedi forte e sana, deve essere costruita nel perfetto equilibrio delle sue parti? Una casa! Certo non un tempio come quello di Apollo a Delfi, ma una casa in cui vivere con semplicità e salute la nostra vita di tutti i giorni.

Visto che il mio primogenito Valentino disegna spesso delle case che ridono, ho pensato di ispirarmi a lui per questo schema che, nella sua apparenza un po' rudimentale, ci può dare un'idea del "senso" per cui fare o meno certe scelte alimentari.

La chiameremo "7 passi per cucinare a casa", e NON "cucinare a caso".

7 PASSI PER CUCINARE A CASA

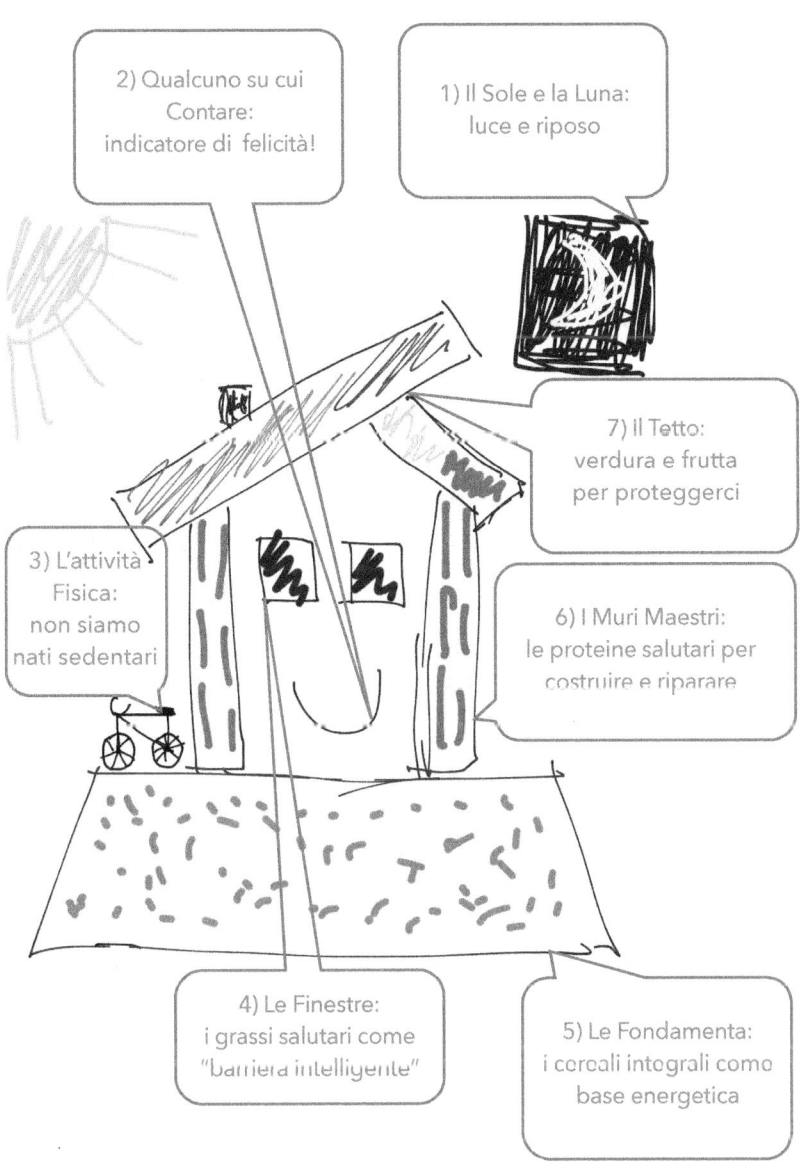

PAROLA CHIAVE: EQUILIBRIO

Guardando una casa, ci risulta immediatamente evidente che non ci sono componenti che, più ci sono, o meno ci sono, meglio è: tetto, pareti, finestre e fondamenta devono rappresentare un tutt'uno armonico, in grado di affrontare al meglio possibile l'ambiente in cui la casa è stata costruita: ad esempio il tetto è importantissimo ma se, per esagerare la protezione, montiamo un tetto pesante il doppio, la casa crolla.

A proposito di ambiente: qualsiasi alimentazione sana può E DEVE essere sostenibile da un punto di vista ambientale. Limitare, ad esempio, il consumo di carne rossa può fare bene a noi ed alla nostra famiglia; limitare la diffusione degli allevamenti industriali intensivi di carne rossa può far bene all'intero pianeta.

Fatta questa premessa vediamo, punto per punto, le componenti dell'ambiente di casa.

1) IL SOLE E LA LUNA
Luce di giorno, giusto sonno di notte

La luce

Dobbiamo considerare la luce un nutrimento a tutti gli effetti: un'ampia letteratura scientifica dimostra che, in condizioni di scarsa illuminazione ambientale, i nostri ritmi biologici si inceppano un po': l'umore tende alla tristezza, il sonno non basta mai e rimaniamo fiacchi e sonnacchiosi di giorno. In più ci prendono strane voglie di dolci, pane ed altri carboidrati, spesso raffinati e ad alta densità calorica.

Nei paesi nordici si usa spesso la "light therapy": una lampada a luce bianca, totalmente priva di raggi ultravioletti e quindi sicura per la nostra pelle e i nostri occhi, a cui esporre il viso al mattino per una mezzoretta. Più viviamo al nord, quindi con bassi livelli di illuminazione solare, più abbiamo bisogno di luce.

Se siamo tra quelle persone che, con le prime oscurità autunnali, iniziano a sentirsi fiacchi e golosi di schifezze, l'ideale sarebbe trascorrere qualche ora del giorno all'aria aperta.

In mancanza di questa possibilità proteggiamoci, da inizio autunno ad inverno inoltrato, con un po' di luce da apposite lampadine di "light therapy"; al momento ancora abbastanza costose ma, si spera, con prezzi in calo in futuro.

Non sarà come beneficiare della luce all'aria aperta, condizione in cui, tra gli altri vantaggi, ci produciamo da soli la preziosissima Vitamina D, ma sarà comunque meglio di nulla.

Il buio

Che il sonno ristoratore sia una necessità della nostra vita non c'è bisogno che ve lo dica io.

Quello che ci interessa è vedere l'effetto del poco sonno sul nostro funzionamento metabolico:

dormo poco = devo comunque affrontare la giornata = il mio corpo, per permettermi di avere le energie sufficienti ad affrontare la giornata, inizia a produrre troppo cortisolo = il troppo cortisolo infastidisce il metabolismo degli zuccheri, abbassa le difese immunitarie e crea tanti altri effetti negativi sul lungo termine = mi ritroverò con più facilità ad accumulare grasso, più stanco e più gonfio.

E se per contrastare il poco sonno e l'aumento di peso pippate cocaina? Peggio ancora: oltre agli effetti del cortisolo sarete incazzosi, inappetenti e malnutriti, a rischio di infarto ed ictus e, soprattutto, vi ritroverete da vecchi con un cervello grande come una prugna secca (e con un pene come una carotina mignon).

"Quindi se dormo 15 ore al giorno dimagrisco di più?" Ricordiamoci il buon senso: troppo sonno non abbassa il cortisolo più di quanto già faccia un giusto sonno e, soprattutto, ridurrà troppo i nostri livelli di attività fisica e di vita di relazione.

2) QUALCUNO SU CUI CONTARE

Ricordo il racconto di un rudimentale (e crudele) esperimento psicologico che ha segnato i miei ricordi di studente alle prime armi di medicina:

I cronisti dell'epoca medioevale narrano di un esperimento, ordinato dall'imperatore Federico II, volto a scoprire se esistesse e quale fosse la lingua nativa dell'uomo, ovvero la lingua che tutti gli uomini parlerebbero spontaneamente , ebraico, greco o latino che fosse, se non fossero influenzati dall'ambiente.

Nell'illusione di scoprirlo, si narra che Federico II abbia ordinato di far allevare un gruppo di bambini da balie opportunamente addestrate: bisognava nutrirli, allattarli, vestirli ed accudirli al meglio, MA con la minima comunicazione possibile: contatti fisici e visivi al minimo indispensabile e, soprattutto, divieto totale di emettere suoni e parlare ai bambini.

Risultato finale: nessuna scoperta sul linguaggio nativo, perché tutti i bambini morirono.

Da allora, molti secoli di studi psicologici ben più accurati hanno inequivocabilmente dimostrato che il contatto rappresenta a tutti gli effetti una forma di nutrimento INDISPENSABILE: indispensabile perché, senza contatti e relazioni con i nostri simili, non facciamo semplicemente una vita meno buona, ma non possiamo proprio vivere.

Anche il progetto World Happiness Report 2013, patrocinato dalle Nazioni Unite, sottolinea l'importanza di una rete di supporto sociale come fattore di felicità, importante tanto quanto il livello di istruzione ed il livello economico di una popolazione.

Quindi: quando ci prendiamo cura di noi attraverso una sana alimentazione, non dimentichiamoci di prenderci cura delle nostre relazioni.

Nutriamo il corpo, la mente e lo spirito con dell'ottimo cibo, ma anche con delle ottime relazioni empatiche: abbiamo un bisogno VITALE di qualcuno su cui contare e di qualcuno che conti su di noi.

Dalla saggezza di un paziente: "è bello esserci per gli altri e sentire che anche gli altri ci sono per me; a quel punto la voglia di focaccine mi passa, senza gli sforzi immani che facevo prima".

3) L'ATTIVITA' FISICA
Non siamo nati per essere sedentari

Secondo me, dire che "l'attività fisica fa bene" è troppo poco: sarebbe meglio dire "l'attività fisica è necessaria", necessaria per l'equilibrio del nostro metabolismo, ma anche per l'equilibrio della nostra mente.

Quale attività fisica? Quella che ci piace, e ci può piacere un tipo di attività fisica diversa a seconda dei periodi dell'anno.

I tipi di attività fisica necessari sono due:
- attività fisica <u>aerobica</u>: camminare, correre, nuotare, andare in bicicletta, eccetera.
  Io consiglio di iniziare con una camminata a passo svelto per 45 minuti, almeno 3 volte alla settimana. Meglio ovviamente all'aperto, così prendiamo anche un po' di luce ma, in mancanza d'altro, camminiamo su un *tapis roulant*.
  Meglio ancora, soprattutto se siete molto sovrappeso e/o con problemi alle articolazioni, camminare con i

bastoncini, ovvero *nordic walking*. Nelle città italiane è ancora poco diffuso, e qualcuno potrebbe pensare che siete matti a vedervi camminare a Milano tipo sciatore di fondo, ma gli effetti sulla salute sono netti: aumento del consumo aerobico (quindi "bruciate" di più rispetto al solo camminare), minor stress per le articolazioni, tonificazione non solo delle gambe ma anche della parte superiore del corpo.

- attività fisica <u>anaerobica</u>: qualsiasi tipo di attività che comporti uno sforzo contro un ostacolo, quindi tutti i tipi di pesistica ma, più semplicemente, fare le scale in salita.

  Per l'attività anaerobica consiglio 15 piani di scale in salita, da distribuire come meglio preferiamo, nel corso di una settimana (ad es. 5 piani di scale, 3 volte alla settimana).

Al di là del consumo calorico, l'attività fisica serve moltissimo a sviluppare la cosiddetta consapevolezza corporea: non solo consumeremo più calorie, ma saremo in grado di muoverci nello spazio con maggior grazia ed equilibrio (cosa importantissima per le persone anziane che, in questo modo, potranno ridurre il rischio di cadute a terra).

4) LE FINESTRE
I grassi salutari come "barriera intelligente"

Eccoci finalmente giunti agli ultimi 4 passi: le abitudini alimentari in senso stretto, ovvero "cosa mettere - senza mai riempirlo troppo! - nel nostro piatto".

I miei pazienti, ma anche molte persone che lavorano con me, sorridono quando mi sentono parlare di grassi: immagino in loro un pensiero del tipo "sui grassi è un po' troppo fissato"!

Il titolo di questo libro in effetti non lascia dubbi: sono e continuo ad essere convinto che la presenza di grassi di buona qualità sia la chiave di un'alimentazione salutare, che pesiate 23 kg o che ne pesiate 230.

Ricordiamoci il buon senso e l'equilibrio della natura: un eccesso di grassi vi renderà sicuramente grassi, ma una giusta quantità di grassi salutari non vi renderà mai grassi.

Al contrario, una carenza di grassi vi comporterà sempre una serie di malanni, fisici e mentali: tra tutti ricordiamo le carenze di certe vitamine; le difficoltà di attenzione, memoria e concentrazione (pensiamo all'atrofia cerebrale che affligge moltissime persone affette da anoressia grave e cronica); i cali nelle difese immunitarie (pochissimi globuli bianchi, sempre nelle persone anoressiche); la stitichezza (motivo per cui le ragazze anoressiche o le persone a dieta stretta, nonostante grandi quantità di acqua e fibre, sono quasi sempre stitiche); la pelle ed i capelli fragili e privi di vitalità; e, soprattutto, la sensazione di fame cronica, ovvero non riuscire mai a sentirsi soddisfatti di ciò che si mangia, anche riempiendosi lo stomaco di alti volumi di cibo.

La sazietà non è la pienezza

Ancora oggi moltissimi cosiddetti "integratori naturali dimagranti" (a proposito: non comprateli e risparmiate i vostri soldi, tanto non servono a nulla) pubblicizzano, tra le loro proprietà, quella di assorbire tanti liquidi e gonfiarsi, "dandoci una prolungata sensazione di sazietà".
Ma siamo sicuri che sia sazietà?

Proviamo a riempirci, come spesso fanno le ragazze anoressiche, di acqua e verdure totalmente scondite: meglio di qualunque trattato di fisiologia digestiva, ci spiegano loro cosa succede: ci si sentirà pieni, spesso fastidiosamente pieni "quasi da avere un peso che non fa respirare", cosa che all'inizio ci dà l'illusione di essere sazi. Ma, se non mangiamo altro, dopo pochissimo tempo (un'oretta al massimo) la sensazione di pienezza lascerà nuovamente il posto ad un senso di fame cronica, tanto più dolorosa "e che dà alla testa da non farci ragionare" quanto più sia prolungato il periodo di semidigiuno.

Vi racconteranno la stessa cosa, seppur con toni meno drammatici, le persone sovrappeso che seguono una alimentazione totalmente priva di grassi: pancia piena, illusione di sazietà e, soprattutto, un sottofondo emotivo di "smania per il cibo" che non passa mai.

Quindi cos'è la sazietà? E' un meccanismo principalmente di tipo biochimico: i neuroni della pancia (chiamati giustamente da alcuni scienziati il nostro *secondo cervello*), quando rilevano la presenza di certe sostanze (grassi soprattutto, ma anche carboidrati e proteine), mandano segnali al cervello del tipo "stai tranquillo, stiamo ricevendo quello che ci serve, quindi puoi disinnescare i tuoi meccanismi di allerta da digiuno".

In questo modo, anche con la pancia non fastidiosamente piena, ci sentiremo energici a lungo (almeno per qualche ora), con la mente libera e senza idee fisse sul cibo o sul mangiare.

Quindi basta un goccio d'olio e passa tutto subito? Sicuramente no: per disattivare i meccanismi di allerta da digiuno dobbiamo ripristinare un'alimentazione con una giusta quantità di grassi per un tempo ragionevolmente lungo (quindi tutti i giorni e per almeno 2-3 mesi).

Cos'è una "barriera intelligente"?

Una finestra ci protegge dal freddo e dalle intemperie ma, nel contempo, fa passare la luce e ci fa vedere cosa succede fuori. Soprattutto, secondo i nostri bisogni del momento, ci rende liberi di decidere se e quanto allargare o stringere i passaggi attraverso questa barriera, cosa che un muro intero non potrebbe mai fare.

Cosa c'entrano le finestre con i grassi? C'entrano eccome: se andate a vedere la struttura della parete di ogni nostra microscopica cellula, vedrete che la parete è sempre formata dal cosiddetto "doppio strato lipidico", ovvero una microscopica catena di molecole di grasso variamente intervallata da "protuberanze" o "canaletti" foderati di proteine e/o carboidrati.

Cosa succede se mangiamo pochi o niente grassi? La "barriera intelligente" diventerà meno intelligente e, come una finestra rotta, farà uscire quello che dovrebbe restare dentro o farà entrare quello che dovrebbe restare fuori. Da cui la serie di malanni che abbiamo visto alla pagina precedente.

A proposito di equilibrio: alle cellule succede la stessa cosa (ovvero l'effetto "finestra rotta") anche se mangiamo grassi cattivi, ad es. i grassi saturi di molte preparazioni industriali: i grassi cattivi renderanno meno flessibili ed "intelligenti" le pareti della cellula, che in questo modo risponderà poco e male ai segnali del resto del corpo (pensiamo, ad esempio, alla resistenza all'insulina ed alla sindrome metabolica, di cui soffrono molte persone sovrappeso o obese).

Quindi: giusti grassi, sia come qualità sia come quantità.

Grassi di Qualità

- Soprattutto grassi vegetali: olio extravergine d'oliva (meglio se Italiano: tutto quello che cresce in un clima più simile al nostro è sempre meglio per noi); frutta a guscio (anche se, da un punto di vista botanico, quello che noi mangiamo è il seme cosiddetto "oleaginoso") con il guscio bello spesso e protettivo, quindi tante noci/nocciole/mandorle/pinoli/pistacchi e poche arachidi; altri semi oleosi, quindi semi di sesamo (purché tritato o pestato al mortaio; diversamente, la maggior parte dei piccoli semini non sarà masticata e ce la ritroveremo direttamente nel water), semi di girasole, semi di zucca.

Perché solo olio extravergine d'oliva? Non sono meglio i tanto pubblicizzati oli vegetali "ancora più leggeri" e "ricchi di grassi polinsaturi", tipo mais, riso, soia, eccetera?

Non sono affatto meglio: al di là dei procedimenti per estrarli dai semi, non meccanici come per le olive ma meccanici/termici/chimici (pensate ai poveri semi che vengono triturati, riscaldati ad alta temperatura quindi impregnati di solventi tipo l'esano, praticamente benzina, quindi estratti; non so a voi, ma a me non è una cosa che mette appetito), è proprio l'eccesso di polinsaturi che li rende pericolosi: sono oli più fragili, che non resistono al riscaldamento e alla cottura (guai usarli per le fritture!) e che si ossidano facilmente: più ossidazioni uguale più radicali liberi, uguale più invecchiamento e malattie degenerative. Quindi ricordiamoci sempre del Tempio di Delfi ("nulla di troppo") e, se proprio non ci piace il gusto dell'olio extravergine, usiamo oli di semi più resistenti e ricchi di antiossidanti (ad es. l'olio di sesamo o l'olio di girasole, spremuti a freddo senza solventi).

- E i grassi saturi, tanto demonizzati come tossici? Sono da vietare completamente?

Dipende:

Se viviamo in un clima temperato e, soprattutto, se viviamo in case con un riscaldamento efficiente (tra l'altro: non serve vivere in ambienti iper-riscaldati, che ci disidratano e ci inibiscono i fisiologici meccanismi di termoregolazione, soprattutto di notte: 20 gradi in casa bastano e avanzano), i grassi saturi sono in effetti da limitare al massimo: sono più difficili da digerire, rendono le membrane cellulari più rigide, alzano i livelli circolanti di colesterolo, intasano le arterie e tante altre cose spiacevoli.

Se viviamo in un clima freddo o molto freddo, soprattutto se lavoriamo all'aperto, benvenuti burro, lardo e formaggi grassi: in quel caso sono una fonte energetica ottimale e svolgono un importante effetto di barriera dal freddo. Immaginiamoci un operaio di cantiere all'aperto in montagna: ben vengano polenta e formaggio grasso ed anche un pezzetto di pane con la mortadella (con pesciolino al vapore, filo d'olio d'oliva ed insalatina fresca morirebbe di freddo e non arriverebbe a sera!). Se però, lo stesso operaio, diventa imprenditore e passa il tempo in un bell'ufficio riscaldato? O cambia l'alimentazione o si ritroverà a dover combattere con rischio di colesterolo alto, infarto, ictus e tumori.

- A proposito di grassi animali: si fa un gran parlare dei cosiddetti acidi grassi omega 3, presenti soprattutto nei pesci grassi (ad es. salmone, sgombro, sardine) e sicuramente molto salutari per il cuore, la circolazione ed il cervello (nel senso di umore ma anche di attenzione, concentrazione e memoria).
Ha senso assumerne sotto forma di integratori in pillole "perché non ne mangiamo abbastanza e più sono meglio è"? Secondo me, escludendo patologie conclamate in cui può essere utile un'integrazione (integrazione che, come tutte le terapie, diventa di pertinenza medica), ne possiamo assumere più che a sufficienza con gli alimenti: pesce se ci piace, semi oleaginosi se non ci piace il pesce o se abbiamo intrapreso una scelta vegetariana o vegana. A proposito di veganesimo: non è questo lo spazio per parlarne ma attenzione, se siete vegani, a farvi seguire da un medico per tenere sotto controllo il rischio di eventuali carenze di Vitamina B12 o di Vitamina D.

- Tra i grassi, c'è un solo alimento che io raccomando di evitare in maniera assoluta: i cosiddetti grassi *trans*, ovvero le margarine e, più insidiosamente, quei grassi che appaiono in etichetta come "grassi vegetali idrogenati" in alcuni (fortunatamente sempre meno) prodotti industriali. Sono a tutti gli effetti una sostanza tossica: aumentano i livelli di colesterolo, soprattutto il colesterolo "cattivo" ed, ancora peggio, aumentano l'ossidazione cellulare, quindi la produzione di radicali liberi.

Grassi in giusta Quantità

- Consideriamo una persona in salute, che vive in un paese a clima temperato e con uno stile di vita tendenzialmente sedentario, tipo "se è tanto, un'ora di palestra in settimana e una camminata al parco nel fine-settimana": un bisogno ragionevole di grasso può essere un cucchiaio da minestra (circa 10 g) d'olio a pranzo e a cena, più una manciata di semi oleaginosi (circa 20-30 g) al mattino o come spuntino.
- Stiamo facendo una dieta? La quantità di grassi non cambia: non saranno quelle 200 calorie scarse da olio a cambiare l'esito del dimagramento, anzi senza grassi soffriremo di più la fame ed avremo più difficoltà a seguire le prescrizioni dietetiche per un tempo prolungato.
- Siamo soggetti in accrescimento, quindi bambini, adolescenti, donne in gravidanza o allattamento, sportivi con attività fisica pesante, persone sottopeso per anoressia? Aumentiamo con tranquillità i grassi, sicuri del fatto che non saranno mai i grassi buoni a renderci grassi. Per darvi un ordine di grandezza sulle

dosi: considerate che, nel caso dell'anoressia, si può tranquillamente arrivare a 60 g di olio e 60 g di frutta a guscio/semi oleaginosi al giorno.

Ovviamente, scusate se mi ripeto, anche qui vale la regola del buon senso della natura: chi, come il mio paziente bodybuilder, consuma un litro d'olio ogni 4 giorni "perché fa bene e migliora la resistenza muscolare", va aiutato ad ascoltare di più i segnali del proprio corpo ed ascoltare di meno le mode del momento dei guru del *fitness*.

5) LE FONDAMENTA
I cereali integrali come base energetica

Un materiale da fondamenta, per essere buono, deve avere 3 caratteristiche:
- deve assicurare stabilità (quindi, per il cibo, ci deve fornire energia in maniera equilibrata e senza picchi);
- deve essere economico (quindi a disposizione di tutti);
- non deve essere inquinante (quindi non deve produrre scorie quando viene utilizzato).

I cereali integrali rispondono esattamente a questo tipo di caratteristiche, MA attenzione alle parole: quando dico cereali integrali non intendo assolutamente i cereali da colazione!

Per "cereali integrali" intendiamo, come primissima cosa, i cereali integrali in chicco: riso integrale, farro decorticato, orzo decorticato o orzo mondo, miglio decorticato, avena decorticata, grano saraceno decorticato, segale decorticata, frumento (duro o tenero) decorticato.

Se volete buttarvi sull'esotico, potete anche scegliere la quinoa o l'amaranto: sono più lontani dai nostri gusti

43

mediterranei e non apportano benefici speciali ma, se vi piacciono, vanno benissimo.

A proposito del tanto citato Kamut: è semplicemente una varietà di frumento duro, con chicchi un pochino più grossi ma senza alcun tipo di proprietà "miracolosa" rispetto al semplice frumento. Se vi piace il frumento va benissimo, ma se vi costa il triplo ricordatevi che comunque di frumento si tratta.

Perché è così importante mangiare i cereali in chicco? Spendiamo due parole sul concetto di "indice glicemico".

Zuccheri nel sangue: salire piano e scendere piano, evitare il _rock and roll_ glicemico

Qualunque cosa mangiamo, il nostro corpo "sente" cosa stiamo mangiando e risponde con una complessa risposta di tipo ormonale.

Il "sentire" del nostro corpo è estremamente raffinato: non risponde solo in base alla categoria di nutriente, quindi carboidrati proteine o grassi, ma reagisce diversamente a seconda del particolare tipo di nutriente. Mangiamo del pane di farina bianca raffinata? Lo zucchero viene assorbito rapidamente ed altrettanto rapidamente alza i livelli di glucosio nel sangue (glicemia): sono i cosiddetti alimenti ad "alto indice glicemico", come pane bianco, zucchero e tutti i dolci, bevande zuccherate, tutti i prodotti da forno industriali (dolci o salati) a base di farina bianca, gallette di riso (sì, proprio loro, le "sanissime" gallette di riso!), patate fritte

44

ma anche lesse, banane, bibite zuccherate e succhi di frutta zuccherati, eccetera. Il rapido innalzamento provoca una rapida produzione di insulina, perché il corpo sa che la presenza di troppi zuccheri nel sangue fa molto male. Il problema è che la rapida produzione di tanta insulina provoca spesso una altrettanto rapida ridiscesa della glicemia, in un *rock 'n roll* glicemico che mette in moto una serie di reazioni ormonali oscillanti (come andare in auto a zig-zag su una strada che potremmo percorrere tranquillamente in rettilineo).

I risultati più evidenti di questo *rock 'n roll*: facciamo più fatica a dimagrire; ci sentiamo stranamente stanchi, svogliati o assonnati dopo un'oretta dal pasto; ci sentiamo nuovamente affamati dopo un paio d'ore dal pasto. In generale, ci sentiamo come quando abbiamo un po' di prurito: nulla di grave ma siamo meno tranquilli e concentrati.

Se il tutto continua per tempi lunghi (mesi o anni), lo stress e l'infiammazione silente, derivanti dalle oscillazioni ormonali, ci mettono in una condizione di maggior rischio per quasi tutte le cosiddette malattie "dell'epoca moderna": malattie cardiovascolari, diabete 2, tumori, malattie neurologiche, eccetera.

Mangiamo invece un piatto di riso integrale, piuttosto che farro e lenticchie o zuppa di verdure? L'assorbimento degli zuccheri sarà più lento: sono i cosiddetti alimenti "a <u>basso</u>, ovvero <u>più favorevole</u>, <u>indice glicemico</u>", come cereali integrali in chicco, pane vero integrale, pasta di grano duro cotta bene al dente, tutta la verdura tranne le patate, alcuni frutti, più in generale tutti gli alimenti che hanno subito poche trasformazioni di tipo industriale.

Facciamo una prova con un pranzo diverso, a basso indice glicemico: saremo felici di sentirci più sazi, senza "abbiocco" post-prandiale e senza bisogno di dover bere il caffè (se ci piace va benissimo berlo, ma senza la necessità del suo effetto "dopante").

Giusta qualità di carboidrati

Chicchi integrali: primi in classifica sono tutti i cereali in chicco citati sopra: riso integrale, farro decorticato, orzo decorticato o orzo mondo, miglio decorticato, avena decorticata, grano saraceno decorticato, segale decorticata, frumento (duro o tenero) decorticato. Sono i migliori da un punto di vista nutrizionale, completi di tutte le proprietà del rivestimento (quindi fibre salutari) e del germe (quindi vitamine liposolubili, grassi essenziali vitamine e sali minerali).

Ci sono alcuni cereali in chicco meglio degli altri? Secondo me no, dipende molto dalla stagione in cui ci troviamo e dal luogo in cui abitiamo. Andiamo a curiosare nelle tradizioni gastronomiche delle varie regioni e paesi, troveremo delle indicazioni molto chiare:
- Cereale che si consuma tutto l'anno nel maggior numero di paesi del mondo? Riso integrale.

- Cereali che si consumano in climi più freddi o d'inverno? Grano saraceno, segale, miglio, avena.
- Cereali che si consumano in climi più temperati o caldi? Farro, orzo, frumento.

A me piace, per una questione di gusto e di consistenza, miscelare al riso un altro chicco a seconda della stagione, ad esempio riso e miglio in autunno, riso e segale in inverno, riso e farro in primavera, riso ed orzo d'estate. La miscela di chicchi, in proporzione variabile (ad es. 2/3 di riso ed 1/3 dell'altro cereale), migliora la consistenza del piatto ed evita l'effetto "pappone monoblocco" nel caso di cotture troppo prolungate.

Per qualche consiglio su come cuocere i cereali integrali in chicco, andate al capitolo "La quasi-dieta".

Cereali non integrali ma con indice glicemico comunque favorevole: secondi in classifica i chicchi semi-integrali (orzo perlato, farro perlato, riso semi-integrale, bulgur ovvero grano duro spezzato), la pasta - integrale ma anche bianca se cotta bene al dente - e gli altri derivati della semola di grano duro (cuscus, semolino), i derivati della farina di frumento mista a grano saraceno (i nostri meravigliosi pizzoccheri - senza un chilo di formaggio però! - e la soba, uno spaghetto di frumento e saraceno molto usato nella cucina orientale), la polenta mista di mais e grano saraceno (metà e metà), i fiocchi grezzi (senza aggiunta di zuccheri o altre orrende glassature) di avena, frumento o altri cereali (il cosiddetto muesli).

Prodotti da forno (pane in primis) a base di farine VERE integrali: secondi in classifica, a pari merito con i chicchi semi-integrali, i pani cosiddetti veri integrali.

In che senso "vero integrale"? Nel senso che viene usata farina proveniente dalla macinazione del chicco intero e non, come spesso avviene per i pani finti integrali di derivazione industriale, da farine bianche con aggiunta di crusca.

Apriamo il pane e guardiamo la mollica: un pane vero integrale ha la mollica uniformemente beige/marroncina fino al marrone scuro; un pane finto integrale ha la mollica bianca con i puntini marroni della crusca finemente macinata.

Meglio ancora un pane vero integrale lievitato esclusivamente con lievito madre (è più buono, più profumato e più digeribile del pane lievitato con lievito di birra).

Può il pane integrale sostituire completamente i chicchi integrali? A mio parere no: i chicchi integrali hanno un livello di completezza nutrizionale e di vitalità che non è paragonabile con gli altri cereali.

Se avete dei bambini, mettete a mollo per una notte e fate poi germogliare su un'ovatta umida dei chicchi integrali: stimolerete la loro curiosità e li renderete più desiderosi di assaggiarli.

Derivati delle farine raffinate: ultimi in classifica, per il loro indice glicemico meno favorevole, tutti i derivati delle farine bianche. Ricordando che, più sono trattati industrialmente, più l'indice glicemico si alza e diventa quindi ancora meno favorevole.

Sono da bandire dalla nostra dieta? Sicuramente no: il nostro motto è "vietato vietare", nel senso di non favorire MAI scelte alimentari eccessivamente rigide che possono sfociare nella cosiddetta *ortoressia* (ovvero *fissazione* per un'alimentazione giusta e sana). Le persone ortoressiche, con l'idea di preoccuparsi della salute, sviluppano vere e proprie ossessioni su cibi ritenuti "tossici", con grave compromissione della qualità di vita quotidiana e delle relazioni con gli altri. Svilupperemo il tema dell'ortoressia nel capitolo "ammalarsi di salute".

Come usare quindi i prodotti ultra-raffinati? Con l'idea che, un pasto alla settimana, meglio se festoso ed in compagnia di altre persone, mangeremo senza problemi una focaccina croccante, un pasticcino o qualsiasi altra cosa che ci piaccia molto, seppur con un pessimo indice glicemico.

Peraltro, come da esperienza mia e di molti pazienti, un corpo rieducato a mangiare carboidrati di miglior qualità sentirà sempre meno il bisogno di carboidrati ultra-raffinati; e lo farà in maniera naturale e consapevole, senza bisogno di vivere divieti o severe restrizioni autoimposte o, peggio, imposte da altri.

Giusta quantità di carboidrati

Teniamo sempre in mente il "conosci te stesso", quindi quantità molto variabili in relazione ai nostri consumi energetici, quindi al nostro stile di vita.

Le quantità medie che consiglio, per chi vuole mantenere il proprio peso, sono di 80 g di cereale integrale secco (ovvero circa 160-200 g a cotto, a seconda del tipo di chicco e di cottura) ad ogni pasto principale e di 50 g (ad es. di fiocchi di muesli grezzo o di farina di grano saraceno per frittelline cucinate in padella senza grassi) per la prima colazione. Se scegliamo - non tutti i giorni però! - il pane vero integrale, consideriamo la regola, non precisa ma pratica, del pari-peso: 80 g ai pasti principali e 50 g a colazione.

Se vogliamo perdere peso, diminuiamo le quantità ma non di molto (se le diminuiamo troppo, ci verrà fame e pasticceremo tra un pasto e l'altro): togliamo 10 grammi ai pasti principali, quindi 70 g, e lasciamo 50 g al mattino.

Fibre solubili ed insolubili

Dicevamo che l'importanza dei cereali integrali sta soprattutto, ma non solo, nelle fibre.

Vi segnalo 3 concetti semplici per orientarvi nella grande quantità di messaggi salutistici, più spesso pubblicitari, correlati alle fibre:
- i prodotti industrialmente addizionati di fibre hanno, a mio parere, poco senso: possiamo naturalmente trovare tutte le fibre che ci servono nei cereali integrali, nei legumi, nella verdura e nella frutta.
- le fibre cosiddette solubili sono quelle che danno ai nostri alimenti una consistenza un po' mucillaginosa (pensate alla pera sbucciata, ai chicchi di orzo o avena cotti). Sono utilissime a livello di assorbimento di

nutrienti, rallentando l'assorbimento degli zuccheri quindi migliorando l'indice glicemico, ma anche rallentando e modulando l'assorbimento del colesterolo e degli altri grassi. Sono ancora più utili per la nostra flora intestinale: i batteri "buoni" ed "amici" si nutrono di fibre solubili, quindi ripopolano la nostra flora intestinale in maniera favorevole, a scapito di ceppi batterici sfavorevoli come i ceppi putrefattivi.

Pensiamo alla nostra flora intestinale come ad un vero e proprio organo, che pesa circa 2-3 kg (2-3 chilogrammi, avete letto bene!) e che non si occupa solo di regolare il transito intestinale e difenderci dal rischio di diarrea, ma regola funzioni ben più complesse, come le secrezioni neuro-ormonali e le difese immunitarie locali e generali.

- le fibre cosiddette insolubili sono invece l'equivalente, con dimensioni più piccole, della corteccia del legno (pensiamo ai filamenti del sedano o alle bucce di tutti i vegetali): assorbono i liquidi ed alcune sostanze tossiche, migliorando il transito e mantenendo più pulito il nostro intestino, danno ai cibi una consistenza più "da masticare" e danno un effetto di maggior volume agli alimenti.

Facciamo però attenzione, se abbiamo un intestino sensibile o se soffriamo di alcune malattie intestinali tipo i diverticoli, all'eccesso di fibre insolubili, soprattutto di fibre insolubili molto secche, tipo la crusca nei prodotti integrali da forno: in alcuni casi questo tipo di fibre può provocare fenomeni di irritazione, se non di vera e propria infiammazione, a livello intestinale. Più in generale, mi sento di sconsigliarvi qualunque tipo di integratore a base di crusca: riceve trattamenti industriali che la rendono ancora più secca e, soprattutto, spendiamo i nostri soldi per un prodotto che è fondamentalmente uno scarto di lavorazione.

Facciamo anche attenzione all'eccesso di fibre insolubili, anche se di ottima qualità, nei bambini e in chi deve crescere, come spiegato qui sotto.

Per chi deve crescere

Come dicevamo, uno dei vantaggi delle fibre insolubili è il potere adsorbente, ovvero il potere di "captare" sulla propria superficie possibili sostanze tossiche.

Il problema è che, nello stesso modo, le fibre possono captare alcune sostanze utili per il nostro organismo, pensiamo soprattutto ad alcuni sali minerali come ferro, calcio, fosforo e zinco.

Per questo motivo, tutti i soggetti in accrescimento (bambini ed adolescenti, donne in gravidanza ed allattamento, sportivi ad alto livello, persone anoressiche o con altre forme di sottopeso) devono stare attenti a non eccedere con le fibre: ce lo insegnano le già citate tradizioni alimentari delle nostre nonne, che davano agli adulti il cereale integrale in chicco ma davano ai bambini la crema dello stesso cereale, passandolo al passaverdure.

Troppe fibre nei soggetti in accrescimento causano spesso malessere addominale (gonfiori, coliche) e, soprattutto, carenze nutrizionali da mancato assorbimento.

Accompagniamo i nostri bambini, o le nostre ragazze anoressiche, ad una alimentazione inizialmente raffinata, con poche fibre e ad alta densità energetica. In seguito, con gradualità e nel corso degli anni, educhiamo il loro gusto - non imponendoglielo ma condividendolo! - a prodotti sempre più integrali e ricchi di fibre.

6) I MURI MAESTRI
Le proteine salutari per costruire e riparare

Le proteine servono ad un miliardo di cose: sono il principale materiale da costruzione di ossa, muscoli, pelle e di tutti i cosiddetti "parenchimi nobili" (cervello, cuore, fegato, reni, polmoni, organi riproduttivi, eccetera) e sono i mattoni principali per la costruzione di ormoni, neurotrasmettitori e mille altre molecole che governano le comunicazioni nel nostro corpo.

Dobbiamo però ammettere che, nell'alimentazione moderna attuale, le proteine, soprattutto quelle animali, tendono ad essere sopravvalutate: "le proteine rendono forti e muscolosi" ma poi ammorbano il fegato e i reni dei culturisti; "le proteine fanno dimagrire" ma poi ci conducono a quei nonsensi nutrizionali che sono tutte le diete iperproteiche, che ci fanno dimagrire in fretta i primi mesi ma che ci fanno poi rimettere tutto il peso, "spesso con gli interessi" come dicono molti miei pazienti obesi, nei mesi successivi.

Quindi cosa facciamo con le proteine? Anche qui valutiamo la giusta qualità e la giusta quantità.

Giusta qualità: mangiamone meno, mangiamone meglio

Mai come in tempi recenti, con lo sviluppo degli allevamenti intensivi industriali, possiamo mangiare carne e pesce a costi relativamente bassi. Domandiamoci però "costi bassi per chi?" Forse per noi al momento dell'acquisto, ma sicuramente costi altissimi per l'ambiente: se non interveniamo rapidamente, gli allevamenti e la pesca intensiva porteranno gradualmente alla desertificazione dei mari, ad uno spropositato consumo delle risorse idriche, ad una sempre più abnorme emissione di gas serra e ad un preoccupante rischio di inquinamento delle nostre terre e delle nostre acque.

Nelle scelte alimentari di tutti i giorni, mi sento quindi di consigliarvi un apporto proteico a base prevalentemente vegetale. Potrà essere totalmente vegetariana per una persona adulta normopeso o sovrappeso o con problemi di malattie "dell'epoca moderna"; prevederà invece un relativo aumento della quota percentuale di proteine di origine animale in condizioni di accrescimento o denutrizione.

Per stare sul pratico: consideriamo una persona adulta normopeso o sovrappeso, abituata da anni a consumare ai pasti proteine di origine prevalentemente animale, ma che voglia iniziare ad occuparsi del suo stato di salute cambiando le scelte alimentari.

Su 14 pasti principali (ovvero pranzi e cene) alla settimana potrà mangiare, in ordine decrescente di frequenza:

- 7 pasti (o più) alla settimana: LEGUMI.
Lavoriamo con la fantasia e scopriremo, con i legumi, un mondo proteico gustoso e vario: lenticchie, di varie dimensioni e colori, con o senza buccia; fagioli - freschi e secchi - di varie dimensioni e colori; ceci; fave fresche e secche; piselli freschi e secchi; fagioli piccoli rossi ovvero azuki; fagioli piccoli verdi ovvero mung; fagioli di soia freschi ed acerbi ovvero edamame; eccetera.
Non mi sento di consigliarvi, come alimento quotidiano, le cicerchie ed i fagioli di soia gialla secchi, che richiedono lunghissime cotture, sono spesso difficili da digerire e, se consumati in grandi quantità, possono provocare un accumulo di sostanze tossiche, accumulo che possiamo comunque prevenire con alcuni accorgimenti di preparazione (doppio ammollo e doppia cottura con cambio dell'acqua).

Ma come la mettiamo con il tanto citato "scarso valore biologico" delle proteine dei legumi? I legumi hanno sicuramente un apporto di aminoacidi non bilanciato se mangiati da soli, ma un quasi perfetto ed armonico equilibrio di aminoacidi se mangiati insieme ad un cereale, meglio se ad un cereale integrale in chicco.
Quindi sbizzarriamoci con le zuppe ed i piatti unici e non ci mancherà nessuna proteina di cui abbiamo

bisogno.

Per i problemi di digeribilità dei legumi e per i consigli di cottura, potete vedere i capitoli "Dottore, ma le puzzette come le gestisco?" e "La quasi-dieta".

- 3 pasti (o meno) alla settimana: PESCE.
Come in ogni altra scelta alimentare, anche per il pesce è importantissima la varietà: privilegiamo pesci piccoli, che accumulano meno inquinanti, come il pesce azzurro (sarde, sardine, sgombri, ecc.), sano e ricco di omega 3, le conchiglie (ad es. vongole, ricchissime di ferro, e cozze) ed i molluschi (seppie, calamari, totani, polpi). Limitiamo il consumo di pesci troppo grossi (come il pesce spada o il tonno), sia perché stanno sparendo dai mari, sia perché, essendo di taglia più grossa, tendono ad accumulare più inquinanti (ad es. piombo, mercurio, diossine e derivati).

- 1 pasto (o meno) alla settimana: CARNE.
Prima di considerare il colore della carne (bianca o rossa), vi consiglio di usare un pochino del vostro tempo per capire da dove proviene la carne che state mangiando: un'idea della filiera produttiva o, meglio ancora, una visita dall'allevatore vi permetteranno di fare una scelta più buona, sicura e consapevole.
Non pensate alla visita dall'allevatore come ad una mania da post fricchettone che ha del tempo da

57

perdere: esistono, ormai in ogni parte d'Italia, cooperative di allevatori e produttori agricoli che possono inviarvi a casa cibo di qualità ed organizzano visite guidate dai loro produttori. Sono belle esperienze per gli adulti e, soprattutto, per i bambini.

"Le carni rosse fanno male?" Premesso quanto abbiamo già detto rispetto al tipo di allevamento, esistono dati di letteratura scientifica che correlano il consumo di carni rosse e di carni trasformate (salumi, insaccati, carni in scatola) ad un aumentato rischio di malattie cardiovascolari e di alcuni tipi di tumore.
Non consiglio quindi di vietarle, ma sicuramente di limitarne molto il consumo: oggi sembra un nonsenso nutrizionale, ma ricordo bene la mamma di un mio compagno delle elementari che affermava orgogliosamente "mio figlio mangia carne 2 volte al giorno". Per fortuna, da allora, molte conoscenze sono cambiate e, per il mio compagno di scuola, spero abbia incontrato una moglie vegetariana!
Se comunque scegliamo di mangiare un po' di carne, consiglio di variare molto tra piccoli animali (pollo, tacchino, coniglio) e grandi animali (vitello, manzo, maiale).

"I salumi fanno male?" Fatevelo dire da uno che ama i salumi poveri tipo la mortadella, la finocchiona (quella grossa e sbriciolona, non quella di pregiate razze da fighetto gastronomico) ed il ciauscolo: i salumi non possono e non devono essere un alimento quotidiano, neanche quelli dall'apparenza più salutare "me lo davano sempre all'ospedale" come il prosciutto cotto o la bresaola.

In base ai dati di letteratura citati sopra, mangiateli non più di 2 volte al mese se vivete in Italia e potete accedere alle meraviglie dell'arte norcina Italiana; eliminateli totalmente se vivete in paesi esteri, tipo gli Stati Uniti, dove l'industria salumiera non ha nulla a che vedere con la nostra arte.

- 1 pasto alla settimana: UOVA.

Mi si stringe il cuore a vedere gli allevamenti ovaioli intensivi, con animali stipati da non potersi muovere e con il becco segato per non ferirsi e ferire. In alternativa, facendo poca strada, anche nelle vicinanze delle grandi città, possiamo trovare uova di galline che si muovono all'aperto e mangiano cose normali. Anche nei supermercati possiamo ormai trovare uova certificate da allevamenti non intensivi ma vi consiglio, anche in questi casi, di non limitarvi al bollino sulla confezione ma di andare a capire quanta strada hanno fatto quelle uova.

Più in generale, le uova sono molto indicate per persone vegetariane bisognose di vitamina B12 ed, essendo proteine molto digeribili, per i soggetti in accrescimento. Non vi preoccupate del colesterolo nel rosso dell'uovo: la maggior parte del colesterolo nelle nostre arterie è di origine biosintetica, ovvero ce lo produciamo noi a livello del fegato, quindi le uova alle dosi consigliate non danno alcun tipo di problema. Certo non bevete 5 uova crude al mattino perché pensate di essere degli atleti, ma qui torniamo alla regola-base che è nell'ordine della natura, cioè il buon senso del *nulla di troppo*.

- 1 pasto (o meno) alla settimana: LATTICINI E FORMAGGI.

Dobbiamo tutti avere il massimo rispetto per i formaggi: in quanto alimento ad alta concentrazione di nutrienti e ad alta conservabilità, i formaggi hanno salvato intere popolazioni dalla morte di fame in periodi di carestia.

Peraltro, proprio perché sono alimenti molto concentrati e ricchi di fattori di crescita, risultano poco adatti per soggetti normopeso o sovrappeso, a maggior ragione se hanno fattori di rischio per malattie cardiovascolari o tumori.

Quindi consigliamo buone - ma non troppe - quantità di latticini e formaggi ai nostri bambini ed alle persone in accrescimento e/o sottopeso, ma poche o anche nulle a tutti gli altri.

"Dottore, ma come faccio per il calcio, che mi hanno trovato anche l'osteoporosi?" Il calcio si trova, in quantità assolutamente sufficienti, in moltissime verdure (a patto di essere abituati a consumarne con grande varietà), nei semi oleaginosi (il sesamo ne è ricchissimo), in alcuni pesci e molluschi (sgombro, sardine, polpo, calamaro), nei derivati della soia e, soprattutto, nell'acqua che beviamo. Se abbiamo l'osteoporosi, preoccupiamoci di un'alimentazione equilibrata, con poche proteine animali, di un giusto apporto di Vitamina D e Vitamina K e facciamo tutti i giorni una bella camminata e qualche piano di scale a piedi.

Attenzione però! Se soffriamo di osteoporosi da anoressia nervosa, muoviamoci il meno possibile e mangiamo le cose più indicate per i soggetti in accrescimento (vedi il capitolo "Per chi deve crescere o far crescere i piccoli").

- 1 pasto (o più) alla settimana: FRUTTA A GUSCIO O SEMI OLEOSI.

Li abbiamo già visti parlando dei grassi salutari: sono dei veri tesori di grassi essenziali e sali minerali, ma sono anche ricchissimi di proteine: per farvi un esempio, nel filetto di manzo abbiamo circa 20 g di proteine per 100 g, mentre nei pinoli ne abbiamo circa 30 g per 100 g!

Usiamoli quindi mescolati alle verdure o per guarnire i nostri piatti caldi o, perché no, per uno spuntino salutare tra un pasto e l'altro.

- "Dottore, ma il TOFU e i DERIVATI DELLA SOIA non me li consiglia?".

Non sono, dal mio punto di vista, alimenti necessari; sono comunque buone fonti di proteine vegetali, che potremmo paragonare ad un legume depurato delle fibre. Mangiate quindi senza problemi, sempre che vi piacciano visto che sono gusti non immediatamente familiari per un Italiano: tofu (di suo sa di poco; meglio saltarlo in padella dopo averlo marinato con ricche erbe aromatiche, spezie e un po' di salsa di soia o aceto di riso), tempeh o natto (l'ultimo soprattutto ha un gusto particolarmente forte, ma ognuno ha i suoi gusti e tutti i gusti vanno rispettati).

Non vi consiglio comunque di usarli come alimenti quotidiani, cosa che non usano fare nemmeno in Oriente: c'è qualche dato che correla un eccesso di proteine raffinate di soia a problemi di tipo tiroideo e/o ormonale femminile.

Usate, sempre che vi piacciano ed anche in maniera quotidiana, i derivati fermentati della soia come il miso (un cucchiaino al posto del dado nel brodo o nella zuppa; per iniziare meglio un miso di gusto più leggero come il miso di riso o di orzo) o la salsa di soia (tamari, un po' più densa, o shoyu, un po' più leggera). Apportano piccole quantità proteiche e, soprattutto, fermenti vivi che aiutano i processi digestivi; fate però attenzione al sodio, visto che sono entrambi ricchissimi di sale.

Diverso il discorso delle proteine del seitan, che non è derivato dalla soia ma è glutine di grano depurato dell'amido. Sono proteine, esattamente come quelle del glutine di frumento, non bilanciate da un punto di vista degli aminoacidi; se vi piace il seitan, mangiatelo insieme ad una piccola porzione di legumi o di frutta a guscio/semi oleosi.

Giusta quantità: oggi il rischio è più il troppo che il troppo poco

Con in mente l'oracolo di Delfi ed il suo *conosci te stesso*, vediamo insieme le porzioni consigliate orientative per i vari piatti proteici.

Vale sempre la regola che, più abbiamo esigenze di accrescimento, più possiamo aumentare le quantità e le qualità animali (fino ad un certo punto!) dei piatti proteici.

Ad un soggetto in salute e normopeso possiamo consigliare:

- Legumi: 40 g secco, ovvero 100 g fresco o ammollato, ovvero 120 g cotto.
- Pesce: 150-200 g (peso a crudo ed al netto degli scarti).
- Carne: 120 g, Carne secca o salumi 60 g (peso idem)
- Uova: 2 uova di gallina.
- Formaggi: 100 g freschi, 50 g stagionati.
- Frutta a guscio/semi: 50 g.

7) IL TETTO
La verdura e la frutta per proteggerci

Se non siete mai stati a visitare l'Abbazia di San Galgano (in Toscana, circa a metà strada tra Siena e Grosseto), andateci: oltre alla meraviglia dell'abbazia, sentirete un'atmosfera, spesso presente nei monasteri, nelle abbazie e, più in generale, nei luoghi sacri, che stimola l'introspezione, il pensiero positivo e, in ultima analisi, la crescita spirituale.

Esula certamente dagli scopi di questo libro parlare di crescita spirituale, ma è pur vero che un uomo ben nutrito, nel corpo e nella mente, sarà un uomo più portato alla ricerca di sé, della propria pace interiore e del contatto spirituale tra sé e gli altri.

Dicevamo dell'Abbazia di San Galgano: un posto meraviglioso ma, stante che manca totalmente del tetto, un posto in cui certamente non andremmo ad abitare.

Esattamente come il tetto per una casa, la frutta e la verdura ci proteggono da tutte le possibili aggressioni, sia esterne sia interne: quando pensiamo ad acqua, fibre salutari, vitamine, minerali, antiossidanti, antiinvecchiamento, anti-tumorali e qualunque altro "anti-qualcosa di brutto", pensiamo alla verdura.

La frutta, in aggiunta, ci apporta una certa quota di energia tramite il fruttosio, motivo per cui è l'alimento ideale per chi deve crescere e l'alimento utile, ma non ideale in eccessive quantità, per chi è adulto.

In pratica, quando si parla di 5-6 porzioni di frutta e verdura al giorno, cosa dobbiamo intendere? Per un adulto normopeso sono 4 porzioni di verdura e 1-2 di frutta. Vale poi la solita regola che ci guida nei nostri 7 passi per cucinare a casa: più dobbiamo crescere e più è utile la frutta e meno la verdura; più siamo cresciuti o troppo cresciuti (cioè sovrappeso o obesi) più è utile la verdura e meno la frutta.

A proposito di sovrappeso ed obesità:

- quando parliamo di verdure, NON consideriamo le patate e tutte le parenti, ricche di amido, delle patate (che possiamo mangiare, ma che considereremo nella categoria dei carboidrati densi, ovvero le "fondamenta energetiche" di cui abbiamo parlato al punto 5)
- ugualmente quando parliamo di frutta, NON consideriamo banane, cachi, castagne e tutta la frutta ad alta densità di zuccheri (che ugualmente considereremo nella categoria dei carboidrati densi, come il pane bianco o i dolci).

Il concetto di "giusta porzione"

Rispetto a quanto ci verrebbe da pensare, le giuste porzioni per il massimo effetto antiossidante sono più abbondanti per la verdura e un po' meno abbondanti per la frutta (tutte le porzioni si intendono a crudo ed al netto degli scarti):

- 1 porzione di verdura cruda o scottata = 100 g
- 1 porzione di verdura cotta = 250 g
- 1 porzione di frutta = 150 g (circa un frutto medio, che possa stare senza fatica nel palmo di una mano).

Prima di chiudere il libro e pensare che sono matto, che così tanta verdura non riuscirete mai a mangiarla, pensate ai mille modi in cui poter mangiare la verdura: in insalata a foglie d'accordo, a pezzi d'accordo, ma anche come minestrone, passato, crema, vellutata, zuppa, ribollita, panzanella, tabulè o cuscus con verdure, sugo di verdure, frittate, frittelle, polpette, crocchette; il tutto con l'unico limite della fantasia vostra e di tutte le culture alimentari del mondo.

Fatta questa premessa, facciamo un paio di precisazioni sul modo migliore per consumare le verdure.

Le verdure sono timide

Se ci mettiamo nei panni di una verdura, il suo obiettivo è di proteggersi dalle aggressioni esterne, non certo di mandarci messaggi del tipo "mangiami,

mangiami!" (come invece fanno gli alimenti industriali, su cui plotoni di ingegneri e tecnologi alimentari lavorano per rendere il prodotto immediatamente appetibile e disponibile).

Starà quindi a noi non avvilirci davanti ad un ciotolone di lattuga con foglie grandi quanto una mano e pomodori tagliati a pezzi grossi, da non riuscire quasi a metterli in bocca con un sol boccone.

Come fare? Imparando un po' di arte nel taglio delle verdure, in cui la cucina orientale, ma anche la cucina macrobiotica diffusa in tutto il mondo, è maestra. Regalatevi un coltello per verdure di ottima qualità (quindi di giusto peso, ben bilanciato e con un'affilatura efficace e durevole) e cominciate a sbizzarrirvi con i tagli, pensando alla bocca di chi mangerà il frutto del vostro lavoro:

Bambini? I bambini, giustamente, temono le verdure perché, istintivamente, temono un eccesso di fibre che potrebbe non essere salutare per la loro crescita. Quindi sperimentiamo verdure crude in bastoncini sottili, cubettini tutti uguali con 2 verdure di colori diversi tipo scacchiera, piccoli triangoli, rotelline sottili, tagli a fiore che si apre (ad es. tagliando finemente il finocchio in senso longitudinale, dalla radice alla cima); verdure cotte in creme colorate, palline, frittatine, tortine, crocchette frittelle. Se proprio avete bambini che non sanno rinunciare alle patatine fritte, potete fare delle ottime chips di carota, zucchina, topinambour o rapa, con una frittura leggera ma anche con un essiccatore.

Adulti? Va bene tutto quanto abbiamo detto per i bambini (dentro ognuno di noi c'è un bambino), ma possiamo osare anche tagli più grandi o più spessi. Da adulti è anche divertente (e salutare) comporre mosaici di verdure da pinzimonio, con grandi quadrati variamente colorati.

Ancora più importante, per gli adulti, è arricchire il piatto di verdura di condimenti leggeri e saporiti: sperimentiamo erbe aromatiche o spezie in emulsione con acqua, olio, aceti vari, salse di soia, frutta a guscio o semi oleosi tritati, succhi di agrumi, pezzettini di frutta o tutto quanto vi stimoli la curiosità.

"Quali verdure mi fanno bene?"

Risposta facile: quelle che <u>la stagione</u> ci offre.

Pur non essendo negli scopi di questo libro (potete trovare su internet svariati calendari delle verdure e della frutta in base alle stagioni ed in base alle località geografiche), credo sia utile uno schema di massima con almeno le verdure più comuni, divise per stagione e per tipo di verdura.

A proposito di tipo di verdura: la cucina macrobiotica attribuisce molta importanza alla distinzione delle verdure in base al livello di crescita nella terra (dalle verdure che crescono sottoterra come le radici, tipo le carote, alle verdure che crescono un po' sopra la terra, come le foglie verdi), nell'ipotesi che, ad ogni livello di crescita, corrisponda un differente livello energetico della verdura (da un'energia più yang, concentrata e riscaldante, per le radici, ad un'energia più yin, diffusa, espansiva e rinfrescante, per le foglie e le infiorescenze).

Ad oggi non saprei con certezza se il livello di crescita nella terra sia un indicatore utile nella preparazione delle verdure da un punto di vista energetico; in ogni caso, ve lo indicherò comunque nell'elenco delle verdure di stagione, perché è di grande aiuto per comporre dei pasti misti di verdura gustosi e ben bilanciati nelle qualità nutrizionali (e sensoriali).

VERDURE CHE SI TROVANO TUTTO L'ANNO (per meglio dire, ormai tutte le verdure si possono trovare tutto l'anno! Qui indicheremo le verdure che si possono trovare tutto l'anno senza bisogno di coltivazioni industriali in serra e senza che vengano dall'altra parte del mondo)

- Sotto terra: carota.
- Livello terra: aglio secco, cipolla (ad essere pignoli, i cipollotti e le cipolle sono più da primavera/estate e le cipolle dorate e bianche sono più da autunno/inverno; cerchiamo comunque di non impazzire dietro ai dettagli), fungo shiitake secco.
- Sopra terra: insalata (più varietà).
- Livello mare: alghe secche (sono di gusto difficile per un occidentale; potete provarle se apprezzate il gusto salmastro che ricorda il pesce secco; sono ricche di sali

minerali ma, essendo ricche di iodio, fate attenzione se soffrite di problemi alla tiroide).

VERDURE PRIMAVERILI
- Sotto terra: daikon (è una rapa bianca con forma di grossa radice tipo carota), rapanello.
- Livello terra: asparago.
- Sopra terra: agretti (ovvero barba di frate), carciofo romanesco (ovvero mammola, senza spine), fagiolino, piattone o taccola.

VERDURE ESTIVE
- Sotto terra: nessuna.
- Livello terra: cetriolo, melanzana, scalogno, sedano, zucchina.
- Sopra terra: bieta/erbetta/costa, fagiolino, peperone, piattone o taccola, pomodoro, spinacio.

VERDURE AUTUNNALI
- Sotto terra: rapa, sedano rapa.
- Livello terra: cavolfiore, cavolo cappuccio, cavolo rosso, finocchio, fungo, porro, zucca.
- Sopra terra: broccolo, cavolino di Bruxelles, cavolo nero.

VERDURE INVERNALI
- Sotto terra: radici amare.
- Livello terra: carciofo, cardo, cavolfiore, cavolo rosso, cavolo verza, finocchio, porro, topinambour, zucca.
- Sopra terra: broccolo, catalogna, cavolino di Bruxelles, cima di rapa, radicchio.

OLTRE I 7 PASSI
Alcune domande frequenti

Se avete iniziato a sperimentare i 7 passi della Cucina a Casa, potranno rimanervi alcuni quesiti da chiarire, a cui cercherò di rispondere in questa ultima sezione del libro.

Quante domeniche ci sono in una settimana? (ovvero, la regola del ventunesimo pasto)

Se i nostri pasti-base devono essere 3 al giorno, fanno 21 pasti in tutto alla settimana.

Di questi 21 pasti, possiamo tranquillamente permettercene uno che chiameremo "di festa": è il pasto giusto per stare insieme e condividere cibi meno adatti alle giornate impegnate e più adatti alle giornate in cui si riposa.

Se vogliamo mangiare cibi conditi in maniera più ricca e grassa, bevande alcoliche, dolci o salati meno equilibrati e più impegnativi per il nostro corpo e per la nostra mente, questo è il momento per farlo, senza timori o sensi di colpa.

Però attenzione! Sappiamo che non può essere festa tutti i giorni MA siamo, contemporaneamente, circondati da stimoli alimentari (cibi industriali, fast-food, alcuni ristoranti) che ci vorrebbero dare l'illusione di "festa continua".

Sarà il nostro lavoro su noi stessi, di auto-ascolto, che ci aiuterà a rimanere focalizzati sui nostri veri bisogni, collegati al vero piacere, e non sui nostri falsi bisogni, collegati alla consolazione, ovvero a quel fugace effetto emotivamente *anestetizzante* di cui abbiamo parlato.

Ricordiamoci della fiaba di Pinocchio: chi si illude di poter fare festa tutti i giorni, alla fine si ritrova con le orecchie d'asino (senza offesa per gli asini, che spesso sanno scegliere il cibo in maniera molto più intelligente di noi umani).

Per chi deve crescere, o far crescere i piccoli

Come abbiamo già raccontato nei precedenti capitoli, ognuno di noi ha bisogni diversi, sia come qualità sia come quantità di alimenti.

Il nostro primo alimento, da piccolissimi, è il latte: pochissime fibre, e solo solubili, tanti carboidrati proteine e grassi rapidamente assimilabili, tanti fattori di crescita.

Regoliamoci di conseguenza, secondo le fasi della nostra vita o secondo le possibili abitudini (o malattie) che potremo incontrare:

1) più bisognosi di crescere = meno fibre, più grassi e, più in generale, alimenti più densi e meno voluminosi.

1*bis*) sottopeso per anoressia o altre malattie, donne in gravidanza o allattamento, atleti con attività fisica pesante = come il punto 1).

2) già cresciuti o cresciuti troppo cioè sovrappeso = più fibre, meno grassi (ma MAI zero grassi) e, più in generale, alimenti più integrali e più voluminosi.

2*bis*) obesi, affetti da malattie cardiovascolari, diabete 2, tumori, malattie degenerative e, più in generale, da tutte le malattie "dell'epoca moderna" = come il punto 2).

"Qual è la migliore bevanda?"

Risposta facile: acqua naturale a temperatura ambiente. Ascoltiamo comunque i nostri bisogni e, se ci sentiamo bisognosi di calore, beviamo una tazza di tè con poca teina (tipo il tè Kukicha o il tè Bancha Hojicha, ma vanno bene anche altre tisane senza teina, tipo frutti rossi, timo d'inverno, menta d'estate, eccetera).

Beviamo tranquillamente l'acqua del rubinetto, salvo che gli accertamenti di legge mostrino livelli preoccupanti di inquinanti.

Se ci piace l'acqua gassata, beviamola pure.

Se ci piace l'acqua sempre gelata, domandiamoci perché: forse mangiamo alimenti troppo raffinati e salati tipo fast-food dove, non a caso, servono bevande con assurde quantità di ghiaccio.

Se abbiamo bisogno di molto calcio per particolari problemi di salute, vediamo per prima cosa quanto ne contiene l'acqua del rubinetto; se proprio non fosse sufficiente quella del rubinetto, scegliamo di bere una parte di acqua in bottiglia naturalmente ricca di calcio (in Italia ce ne sono di ottime), ma consideriamola un'eccezione più che una regola.

Se ci piacciono le bevande alcoliche o le bevande zuccherate, facciamoci qualche domanda sulla nostra alimentazione e sul nostro stile di vita. In generale, non consiglio mai bevande alcoliche o zuccherate come bevanda quotidiana; nessun problema a berle nel ventunesimo pasto, quello "di festa", una volta alla settimana.

"Quanta acqua dobbiamo bere?"

Risposta apparentemente semplice: quella che ci serve, in base alla vita ed all'alimentazione che stiamo facendo.

Parlo spesso con pazienti che, orgogliosamente, mi dicono "io bevo almeno 1.5 - 2 litri di acqua al giorno come consigliano i salutisti"; alcuni vanno oltre e mi raccontano "faccio pipì come un idrante, e mi dà anche un po' fastidio dover sempre cercare un bagno; ma bevo comunque i miei 3 litri d'acqua al giorno così mi depuro".

Quindi l'acqua ci depura? Fino ad un certo punto: l'acqua che ci serve elimina per via renale le scorie e, fin qui, va tutto bene; l'acqua che non ci serve elimina per via renale se stessa, cioè acqua, quindi è solo fatica in più per i nostri reni.

Più in generale:
- persone che si alimentano con molti prodotti conservati e/o prodotti industriali: hanno sicuramente bisogno di 2 o più litri d'acqua al giorno; non perché l'acqua faccia bene a tutti ma, più semplicemente, perché l'acqua è necessaria a loro, per diluire alimenti densi di scorie, poveri di liquidi e spesso molto ricchi di sale.
- persone che si alimentano con alimenti prevalentemente freschi ed integrali: avranno molto meno bisogno di acqua, a meno che vivano in climi molto caldi o facciano un'attività fisica particolarmente pesante.

Quindi: ascoltiamo la nostra sete e, se il meccanismo della sete funziona male (come spesso accade nelle persone anziane), regoliamoci con un metodo apparentemente grossolano ma preciso: facciamo caso a quanta pipì facciamo e, se siamo pignoli, facciamo caso anche al suo colore: urine scarse e/o cariche indicano chiaramente che il nostro bisogno d'acqua è più alto.

"Qual è lo spuntino migliore?"

Risposta semplice: 1-2 spuntini con le 1-2 porzioni di frutta della nostra giornata; se preferiamo chiudere il pasto con il gusto dolce della frutta, mangiamola tranquillamente a fine pasto e non facciamo spuntini (un pasto corretto ci garantisce tutte le energie per arrivare senza problemi al pasto successivo).

Per i soggetti in accrescimento, sportivi compresi, vanno bene spuntini con frutta fresca e disidratata, frutta a guscio, semi oleosi, pane e marmellata; se vi piace, anche pane con un pezzo (10-20 grammi) di cioccolato nero.

Per chi soffre di disturbo da binge-eating (BED), sempre alla ricerca di spuntini "di sollievo", si consigliano tecniche psicologiche specifiche (molto utile la tecnica della *mindfulness*) o, al limite, verdure molto fibrose da masticare, tipo carote, finocchi, sedano, ecc. Utile anche una fettina di zenzero fresco, con quell'effetto piccante/acido che spesso aiuta a "chiudere" il pasto.

Nel BED cerchiamo di non usare mai spuntini con zucchero, anche se naturali: "un po' di frutta" può diventare 1/2 - 1 kg di frutta e "un velo di marmellata su un crackerino leggero" può diventare 3-4 cucchiai colmi di marmellata su un prodotto industriale a base di farina bianca, il tutto mangiato quasi senza consapevolezza della quantità ingerita.

"Dottore, la sua alimentazione mi fa stare molto meglio; ma come risolvo il problema delle puzzette e della pancia gonfia?"

Può apparire comica, ma è una questione cruciale all'inizio di un percorso di cambiamento verso abitudini più salutari: spesso alcune persone, ai primi segni di gonfiore fermentativo, abbandonano tutto e tornano all'alimentazione precedente.

La triade fondamentale per non tornare indietro è: giusta cottura, gradualità, masticazione.

- Giusta cottura: i cereali integrali in chicco e, ancora di più, i legumi, vanno cotti per bene e non vanno MAI mangiati al dente.

  "Cotti per bene" significa con un adeguato periodo di ammollo (io consiglio con acqua semplice: il bicarbonato ci espone ad un rischio di eccesso di sodio) e con una cottura, meglio se in pentola a pressione per i legumi, accompagnata da erbe adatte (un paio di foglie di alloro o, se non vi dispiace un gusto un pochino salmastro, qualche centimetro di alga kombu). Trovate i dettagli pratici sulla cottura di cereali e legumi nel capitolo "La quasi-dieta".

- Gradualità, soprattutto per i legumi: cominciamo con 1-2 cucchiai di legumi cotti, da aggiungere al riso o alla zuppa, una volta alla settimana; quindi aumentiamo di 1-2 cucchiai alla settimana fino a coprire 7 giorni alla settimana. Solo a questo punto possiamo aumentare le quantità della singola porzione. Più in generale, evitiamo accuratamente di mescolare legumi con proteine animali: non ha senso in termini nutrizionali ed aumenta l'incidenza di fenomeni fermentativi e putrefattivi.

La stessa gradualità vale, in misura minore, per i cereali integrali e le verdure: evitiamo porzioni iniziali intere (iniziamo con la mezza porzione di chicco integrale o di verdura) e preferiamo le verdure cotte o scottate alle verdure crude.

- Masticazione: i maestri di yoga o di macrobiotica consigliano masticazioni molto, molto lunghe: "ogni boccone 50 volte se siamo in salute, ogni boccone 200 volte se siamo malati".

Vi consiglio di evitare simili eccessi, eccessi che facilmente portano all'abbandono del nuovo stile alimentare, MA vi consiglio di provare ogni tanto, soprattutto con alimenti nuovi, a masticare un boccone almeno 30 volte. È un modo per testare la qualità complessiva degli alimenti: con un alimento industriale o raffinato non riuscirete ad arrivare a 10 masticazioni, che tutto sarà sparito dalla bocca o, peggio, l'impatto iniziale super-gustoso avrà lasciato il posto a sensazioni disgustose; al contrario, con un alimento fresco, ben cucinato e giustamente integrale, la masticazione prolungata vi permetterà di cogliere sfumature di sapore migliori e sempre diverse.

Per cominciare, se siete abituati a deglutire il cibo tipo "dammi un imbuto che è lo stesso", allenatevi con masticazioni minimamente prolungate (bastano 10 masticazioni) del vostro solito cibo, prima di indirizzarvi verso scelte più fibrose ed integrali.

Comunque, permettetemi la digressione un tantino disgustosa, che espongo spesso ai miei pazienti per convincerli ad andare avanti con la loro nuova alimentazione: è molto meno offensiva la flatulenza fermentativa da cereali integrali/legumi/verdura (si tratta di anidride carbonica e di un pochino di idrogeno solforato) rispetto alla flatulenza putrefattiva da eccesso di proteine animali (si tratta di idrogeno solforato, metano, mercaptani, ammine biogene tipo putrescina e cadaverina - non è uno scherzo, si chiamano proprio così! - ed altre amenità).

Vi accorgerete di questo anche in maniera indiretta e, vi assicuro, molto gradita a voi ed alle persone che vi stanno vicino: con un'alimentazione a base prevalentemente vegetale ed integrale, tutti i vostri odori corporei, alito compreso, saranno molto meno acri e fastidiosi, senza bisogno di troppi collutori, deodoranti o altre diavolerie chimiche.

"Qual è la colazione migliore?"
Trovate i consigli pratici per la colazione nel capitolo "la quasi-dieta".

In generale, consideriamo la necessità di fare una colazione dolce come un modello culturalmente appreso piuttosto che una reale necessità: senza bisogno di andare in Giappone, dove mangiano zuppa, riso o pesce, i nostri bisnonni facevano colazione con gli avanzi riscaldati, se c'erano avanzi, del giorno prima.

Senza fare atti eroici, concediamoci pure qualcosa di dolce a colazione, ma rassegniamoci all'idea di una colazione con una quantità di carboidrati raffinati nettamente ridotta rispetto alle cosiddette abitudini da "colazione continentale".

"Come facciamo se mangiamo fuori casa?"

Escludendo i lavoratori fortunati che possono accedere ad una mensa di qualità, che preveda tutti i giorni la scelta di cereali integrali, legumi e verdure in quantità, dobbiamo pensare a qualcosa di relativamente semplice per i nostri pranzi sul posto di lavoro.

Il mio consiglio è di prepararvi una "schiscetta", come si dice a Milano, o un "bento", come si dice a Tokyo: un recipiente con dentro la vostra porzione di cereale integrale, di legume e di verdura, preparata al mattino prima di uscire di casa.

Potrà essere una zuppa, un piatto unico asciutto, un cuscus con verdure o un tabulé con verdure: anche qui i limiti sono solo la stagionalità e la fantasia.

Resta il problema di come riscaldarlo al lavoro: vi consiglio di fare una colletta con i colleghi per acquistare un fornetto da tenere in ufficio; chissà mai che la vostra abitudine possa creare un "sano contagio" di altre persone.

Se andiamo al ristorante? Consiglio di vivere l'occasione del ristorante come l'occasione di festa (vedete il capitolo sul "ventunesimo pasto"), potendo quindi scegliere di mangiare quello che vi pare.

Se siete obbligati a mangiare spesso fuori casa per ragioni di lavoro, potrete avere qualche difficoltà con cereali e legumi, a meno che scegliate (e ve lo consiglio) un ristorante con scelte vegetariane. In un ristorante con poca varietà vegetale scegliete, come prima cosa, una doppia verdura e un primo piatto semplice (una pasta pomodoro e basilico bene al dente non dovrebbe mai essere un problema in Italia). Se avete ancora fame, penserete ad una proteina salutare.

"Dottore, posso usare le erbe aromatiche e le spezie?"

Riposta senza esitazioni: potete E DOVETE abituarvi ad usarle, tutti i giorni.

Innanzitutto per le fondamentali proprietà salutari: sono sempre più numerosi gli studi scientifici che evidenziano l'utilità di erbe e spezie, ad esempio per resistenza all'insulina/diabete/obesità/difficoltà a sentire la sazietà (cannella), per la sindrome metabolica e per i tumori (curcuma/curry) e per altre patologie cosiddette "dell'epoca moderna".

Non dimentichiamo però che gli alimenti usati solo "come medicina" con il tempo ci vengono a noia: meglio concentrarsi sulla scelta di profumi e colori attraverso le erbe e le spezie, così da creare piatti più sazianti e gratificanti e combattere con più efficacia l'alimentazione emotiva (spesso chiamata "fame nervosa").

Due consigli di base per usare spezie ed erbe in cucina:
- le spezie secche sono <u>timide</u>: come spesso le persone timide, hanno bisogno di tempo per ambientarsi ed amalgamarsi con il resto degli ingredienti ma, alla fine, dimostrano forza e persistenza.
  Quindi fate attenzione alle dosi (devono essere piccole) ed aggiungetele all'inizio della cottura.
- le erbe aromatiche fresche sono invece <u>spavalde</u>: come spesso le persone spavalde, danno un'iniziale "esplosione" di freschezza, profumo e gusto ma, con il tempo e con il calore, mostrano fragilità e scarsa persistenza.
  Quindi aggiungetele verso la fine della cottura, meglio ancora poco prima di servire il piatto. Potete aggiungerle prima se state preparando un piatto freddo.
  Fanno eccezione le erbe aromatiche ricche di oli essenziali persistenti e con una struttura di cellulosa più solida (basta sentire la consistenza con il tocco): alloro, lavanda, mirto, rosmarino e timo potete aggiungerle in cottura, ad esempio facendo un bel sacchettino aromatico (anche con uno spicchio d'aglio se vi piace) durante la cottura di zuppe di cereali e legumi, sacchettino da togliere a fine cottura.
  Tenete una via di mezzo per le erbe aromatiche secche:

usatele come quelle fresche, ma date loro il tempo di reidratarsi ed amalgamarsi con il resto degli ingredienti.

"Dottore, il cibo biologico è meglio?"

Domanda difficile: in questo momento il biologico sta diventando un *business*, quindi ci espone al rischio di incontrare produttori che seguono una scelta biologica non per passione o rispetto per la natura, ma solo per un interesse di tipo economico.

Vale quello che vi raccontavo per le verdure: andate a vedere chi le coltiva o, se non ne avete voglia, cercate di stabilire un rapporto di fiducia con il vostro verduraio; se proprio non avete tempo, affidatevi ad una catena di grande distribuzione (fortunatamente ce ne sono) che dedichi attenzione ai prodotti freschi.

Più in generale, oltre che il biologico, considerate la provenienza geografica della verdura: meglio una cipolla lombarda non biologica, così posso anche andare a conoscere chi la produce, che una cipolla biologica olandese. Anche il concetto di "prodotto a chilometro zero" sta diventando un *business*, ma è comunque un'occasione per poter avere un rapporto più diretto con un produttore vicino alle nostre case.

Gli unici prodotti per cui seguo una scelta biologica sono i cereali integrali: la presenza del germe del chicco, che contiene sostanze grasse e che quindi si presta, più di altri vegetali, a trattenere residui chimici spesso solubili nei grassi, mi porta a fare una scelta di tipo cautelativo.

Ammalarsi di salute

A proposito di biologico: se vi capita, prendetevi il tempo di fare un lungo giro in un negozio di alimenti "sani/naturali/biologici".

Troverete sicuro un po' di fighetti: seppure a volte fastidiosi, non sono un problema di salute e non fanno male a nessuno!

Troverete anche persone vive e vitali: con uno sguardo interessato alla vita e ben disposto ad incontrare lo sguardo dell'altro, anche se sconosciuto; sono persone che ci danno un'idea di buona salute, sia fisica sia mentale.

Troverete però anche persone chiuse, preoccupate, spesso con una carnagione non rosea ma grigio/verdastra.

Poche di queste persone (in giro ce ne sono molte di più, ma spesso non riconoscono la propria sofferenza e non chiedono aiuto) arrivano nel mio studio: sono preoccupate, o meglio ossessionate, dal poter essere "intossicate/contaminate" o dal potersi ammalare per quello che mangiano. Non è la giusta preoccupazione che ognuno di noi dovrebbe avere per il mangiare salutare: è diventata con il tempo una preoccupazione persistente, ossessionante, che porta via moltissimo tempo e che impedisce di poter avere una normale vita di relazione. Si parla in questo caso di *ortoressia*, ovvero "ossessione per il cibo giusto", che possiamo definire come una forma atipica ed attenuata di anoressia nervosa.

In questi casi, esattamente come per l'anoressia nervosa, non servono consigli alimentari ma serve un percorso di trattamento multidisciplinare, quindi con nutrizionista, medico e psicologo che lavorano insieme.

Facciamo una riflessione più generale: ci fa sicuramente male mangiare cibo intossicato e poco salutare, ma ci fa altrettanto male preoccuparci tutto il giorno di non essere intossicati da quello che mangiamo.

Per dirla con il linguaggio del nostro corpo: troppo cortisolo nel sangue può essere causato da un'alimentazione-spazzatura, ma anche da prolungati livelli di stress emotivo. In entrambi i casi le nostre difese immunitarie saranno più basse, il nostro metabolismo sarà più a rischio di obesità/malattie metaboliche/malattie cardiovascolari ed i nostri neuroni saranno un po' più fragili.

LA QUASI-DIETA
(ovvero: "d'accordo dottore, quello che mi dice è molto interessante, ma io ho bisogno di qualcosa di pratico, tipo un foglio attaccato al frigorifero dove c'è scritto cosa devo mangiare")

Sono un convinto assertore della scarsa utilità di schemi alimentari rigidi che spesso, se va bene dopo qualche mese, abbandoniamo per tornare gradualmente alle nostre vecchie abitudini alimentari.

Il miglior schema dietetico è riabituare il nostro corpo ad un ascolto di sé, quindi al recupero di una giusta consapevolezza di quello che ci accade dentro la pancia (dove, lo ripeto, non c'è solo il cibo: ci sono anche le nostre emozioni ed i relativi conflitti) e, quindi, dei nostri bisogni di nutrimento. Non dobbiamo andare a scuola per imparare ad ascoltare i nostri bisogni: è qualcosa che abbiamo già dentro di noi come istinto primario di sopravvivenza, che vediamo meravigliosamente applicato ogni giorno negli animali allo stato libero.

D'altra parte, mi rendo conto che, per iniziare, può essere utile avere uno schemino che riassuma le componenti principali di un pasto salutare.

Vi allego quindi lo schema di base, per una persona in salute che voglia lentamente perdere peso, che uso nel mio lavoro quotidiano.

Non è una dieta ma non è neanche un generico consiglio di sane abitudini alimentari: per questo l'ho chiamato "quasi-dieta".

- - - - - - -

Milano, _____

Sig. _____

SCHEMA PER UNA ALIMENTAZIONE SALUTARE ("QUASI-DIETA")

(le dosi indicate sono per una persona che vuole perdere peso con gradualità; se siete in salute e volete mantenere il vostro peso, aumentate di 10 g la quantità di cereali ai pasti principali; se avete problemi di sottopeso, parlate con il vostro medico per un regime alimentare personalizzato, sia nella quantità sia, soprattutto, nella qualità degli alimenti)

CONSIDERAZIONI GENERALI SULLA COTTURA DEI CEREALI

Per la cottura del riso e, più in generale, dei cereali integrali:

mettete in una pentola 1 parte (es. 1 tazza) di riso e 2 parti di acqua; aggiungete un pizzico di sale e portate a bollore. Quindi abbassate la fiamma al minimo (l'acqua deve appena sobbollire) e cuocete per un tempo variabile tra 30 e 45 minuti, a seconda della grandezza del chicco, e comunque fino a completo riassorbimento dell'acqua.

Per i cereali a buccia più spessa (ad es. orzo mondo, frumento duro), la cottura può durare oltre un'ora (valutate all'assaggio e ricordate che i cereali integrali devono essere ben cotti e NON al dente).

Per dimezzare i tempi di cottura, sia per i cereali sia per i legumi, potete usare la pentola a pressione.

PER RISPARMIARE TEMPO: I cereali integrali, così come i legumi, possono essere cotti una sola volta a settimana, quindi conservati in frigo ed utilizzati come basi semilavorate, aggiungendo all'ultimo verdura e condendo in maniera semplice (olio, erbe, spezie, un pizzico di sale o di gomasio o una goccia di salsa di soia).

Schema giornaliero
Colazione
Considerazioni generali su latte e latticini a colazione:

89

- evitate in assoluto i latti e gli yogurt scremati o light: vi saziano meno e non servono a nulla per dimagrire.
- se siete in accrescimento, vanno benissimo latte intero e biscotti al posto di tè e pane MA, se dovete dimagrire, meglio evitare latte e latticini.

Colazione-base: Tè Bancha Hojicha (piuttosto che tè Kukicha, piuttosto che qualsiasi infuso o tisana senza teina, ad es. frutti rossi d'estate o timo d'inverno) 1 tazza + pane integrale (vero integrale) 1 fetta (50 g) + crema di mandorle o di nocciole (senza altri ingredienti aggiunti) 1 cucchiaino, *oppure* marmellata 1 cucchiaio (senza zuccheri aggiunti E SENZA DOLCIFICANTI ARTIFICIALI, che non servono a nulla per dimagrire).

In alternativa: tè Bancha Hojicha 1 tazza + pane vero integrale 1 fetta (50 g) + frutta a guscio (noci-nocciole-mandorle-pinoli-pistacchi) 10 g (1 cucchiaio).

In alternativa (più rinfrescante): tè Bancha Hojicha 1 tazza + yogurt intero 125 ml con frutta fresca a pezzetti 50 g ed uva sultanina 10 g (1 cucchiaio).

In alternativa (più sostanziosa): latte vegetale senza zuccheri aggiunti (soia-riso-avena-mandorla) 200 ml + muesli grezzo (senza zucchero o grassi aggiunti, ad es. Basis Musli) 50 g + frutta a guscio (noci-nocciole-mandorle-pinoli-pistacchi) 10 g (1 cucchiaio) + frutta disidratata (uvetta-prugne secche-albicocche secche-frutti di bosco secchi) 10 g (1 cucchiaio).

In alternativa (più economica): mezza porzione degli avanzi della cena + 1 tazza di tè (oppure, se amate il salato a colazione, 1 tazza di zuppa di miso con qualche tocchetto di verdura).

Al posto del tè o del latte vegetale potete usare un bicchiere di spremuta di agrumi (NON succo, neanche succo non zuccherato) o un centrifugato di frutta e verdura (ad es. mela-carota-sedano con un pezzettino di zenzero grattugiato), seguendo le stagioni.

Pasti principali (sia pranzo sia cena): devono essere presenti i 5 componenti-base

1) **Doppia Verdura** una porzione cruda o appena scottata 100 g + una porzione cotta 250 g, considerando il peso a crudo ed al netto degli scarti, ogni porzione condita con 1 cucchiaino d'olio (vedete punto **4** "condimento" per le quantità totali d'olio a pasto; volendo usare più olio su primo o secondo piatto, potete mangiare la verdura cruda senza olio, solo con limone/aceto + 1 cucchiaino di erbe/spezie).
LA VERDURA E' FONDAMENTALE, NON DEVE MAI MANCARE.
Importante la <u>varietà</u> delle verdure:
- seguite le stagioni
- alternate i colori (verdi chiare, verdi scure, bianche, arancioni, rosse, violette, ecc.)
- unite, nello stesso pasto, 2 verdure con livelli di crescita a terra differente (una radice - ad es. carota - insieme ad una verdura che cresce a terra - ad es. cipolla, zucchina -

o insieme ad una foglia verde/infiorescenza - ad es. erbette o cime di rapa): si associano bene, sia come gusto sia come proprietà salutari.

La verdura cotta può essere validamente sostituita con una minestra, o zuppa, o passato di verdura.
LE PATATE NON SONO DA CONSIDERARE VERDURA: SI POSSONO MANGIARE, NON PIU' DI 2 VOLTE AL MESE, IN SOSTITUZIONE DEL CEREALE INTEGRALE (vedete il punto **2**).

Per preparare la verdura scottata: mettete a bollire poca acqua (2 dita) con un pizzico di sale; a bollore buttate la verdura già pulita e tagliata a piccoli pezzi, coprite e fate cuocere per qualche minuto, con il colore delle verdure ancora brillante. Scolate, sciacquate con acqua fredda (se l'avete a disposizione, buttate la verdura scolata in acqua e ghiaccio) e condite a piacere. NON buttate l'acqua di cottura: può essere la base per un ottimo brodo vegetale.

2) Cereale Integrale riso integrale, farro decorticato, orzo decorticato o orzo mondo, miglio decorticato, avena decorticata, frumento in chicchi, grano saraceno in chicchi: 70 g a crudo (ovvero 140-180 g a cotto, secondo la cottura e il tipo di cereale >> fate alcune prove con la vostra cottura preferita).

Nella fase iniziale, quando vi state abituando ai cereali integrali in chicco, piuttosto che in generale per variare il gusto dei vostri piatti, potete usare in alternativa ai chicchi integrali (NON in totale sostituzione): chicchi semi-integrali (riso semi-integrale, orzo perlato, farro perlato) 70 g; pasta di grano duro cotta bene al dente - integrale ma anche bianca - 70 g; pizzoccheri 70 g; polenta mista (metà farina gialla e metà farina di saraceno) 70 g; bulgur o cuscus 70 g; soba (spaghetti giapponesi di frumento e saraceno) 70 g; pane vero integrale 70 g.

3) Proteina salutare (considerando i 14 pasti principali)
- <u>7 volte (o più) a settimana:</u> legumi (lenticchie, fagioli secchi o freschi, ceci, fave secche o fresche, piselli secchi o freschi, fagioli rossi azuki, fagioli verdi mung); 40 g secco, ovvero 100 g fresco o ammollato, ovvero 120 g cotto. IDEALE ASSOCIARE, ALL'INTERNO DELLO STESSO PASTO, CEREALE INTEGRALE + LEGUME.

Per evitare un iniziale eccesso di fermentazione (gonfiore addominale, flatulenza):
* aggiungere gradualmente i legumi, iniziando con un pasto (1/2 porzione) a settimana ed aggiungendo 1/2 porzione di legume in più ogni settimana, raggiungendo il pieno regime dopo 7 settimane.
* masticate bene, almeno una ventina di volte, ogni singolo boccone.

* altro accorgimento utile è l'aggiunta, in cottura, di 2 foglie di alloro o, se si preferisce un gusto più sapido, 2 centimetri di alga kombu.

* all'inizio, per abituarvi gradualmente ai legumi, potete scegliere le varietà senza buccia (ad es. lenticchie rosse decorticate, piselli secchi spezzati e sbucciati, fave secche sbucciate), piuttosto che le varietà con la buccia naturalmente più sottile (ad es. lenticchie Castelluccio, fagioli rossi azuki, fagioli verdi mung), piuttosto che passare i legumi al passaverdure o al setaccio (procedura necessaria nel caso di bambini o altri soggetti in accrescimento, ad es. adolescenti, donne in gravidanza o allattamento, sportivi ed in generale persone che si sottopongono ad attività fisica pesante e, soprattutto, persone sottopeso).

COTTURA DEI LEGUMI: in media 30-45 min. in pentola a pressione, lasciandoli riposare a fine cottura fino a completo sfiato del vapore.

- 3 volte (o meno) a settimana: pesce 150-200 g, di cui una volta a settimana molluschi (vongole, cozze, totani, calamari, polpo) ed una volta a settimana pesce ricco di omega 3 (sgombro, sardine, sarde; anche in scatola).

- 1 volta (o meno) a settimana: carni bianche 120 g (pollo, tacchino, coniglio).

Carni rosse (manzo, vitello, maiale, selvaggina) o trasformate (scatolette, salumi, insaccati): MASSIMO 2 VOLTE / MESE.

Se potete, evitate le carni provenienti da allevamenti intensivi (guardate l'etichetta o, meglio, chiedete al macellaio).

- 1 volta a settimana: 2 uova (scegliete uova da allevamenti non intensivi, con galline allevate a terra ed all'aperto).

- 1 volta (o meno) a settimana: formaggi freschi 100 g, o formaggi stagionati 50 g.

- 1 volta (o più) a settimana: semi oleaginosi misti 50 g (sono molto proteici, oltre che ricchi di grassi essenziali) come noci, nocciole, mandorle, pinoli (i più proteici), pistacchi, semi di girasole, semi di zucca, semi di sesamo (questi ultimi tritati o pestati al mortaio).

- possiamo usare, se vi piacciono come piccole aggiunte proteiche, i derivati fermentati della soia, come il miso (1 cucchiaino sciolto in brodo o zuppa, al posto del dado) e la salsa di soia (tamari, più spessa ed intensa; shoyu, più delicata), facendo attenzione all'eccesso di sale di cui sono ricchi.

4) Condimento Olio extravergine d'oliva, 1 cucchiaio da tavola (corrispondente a 3 cucchiaini da tè) a pasto.
Come condimento sulle verdure: fate un'EMULSIONE sbattendo con una forchetta l'olio con acqua, limone o aceto (di vino, di riso o di mele) 1 cucchiaino, pochissimo

sale ed una spezia e/o erba aromatica a piacere (ad es. senape in polvere; curry *hot* o rafano in polvere se amate il gusto piccante. In generale, potete aggiungere qualsiasi spezia o erba aromatica di vostro gradimento).

PER CONDIRE/GUARNIRE LE VERDURE, I CEREALI INTEGRALI ED I LEGUMI, ABITUATEVI AD UTILIZZARE: CIPOLLA/CIPOLLOTTI TAGLIATI FINI (appena scottati se temete effetti sull'alito), ERBE AROMATICHE, sia fresche sia secche (alloro, aneto, basilico, coriandolo, erba cipollina, finocchietto selvatico, lavanda, maggiorana, menta, mirto, origano, prezzemolo, rosmarino, santoreggia, timo), SPEZIE sciolte in poca acqua (cannella, cardamomo, cumino, coriandolo in semi, curcuma/curry, noce moscata, paprika dolce, peperoncino, senape in polvere, rafano in polvere), ZENZERO FRESCO GRATTUGIATO.

5) Frutta 150 g a pasto (utilizzabile a fine pasto o, meglio, come spuntino fuori-pasto, 2 volte al giorno). BANANE, CACHI E CASTAGNE NON SONO DA CONSIDERARE FRUTTA.

ATTIVITA' FISICA MINIMA INDISPENSABILE

(se non siete sottopeso):
- 45 minuti di camminata a passo svelto (meglio se con i bastoncini >> *Nordic Walking*), almeno 3 volte a settimana.
- 5 piani di scale a piedi, in salita, almeno 3 volte a settimana

Dopo i primi 3 mesi di alimentazione a regime: potrete introdurre un pasto alla settimana completamente libero (dove, ad es., si può bere un bicchiere di vino e/o una pietanza fritta e/o cotture più ricche/elaborate, ecc.)

EPILOGO

Come ci eravamo proposti nel prologo, spero che questo libro vi abbia aiutato ad avere un'idea meno vaga di cosa significhi "sana alimentazione" e, soprattutto, vi abbia aiutato a fare qualcosa di concreto per poter essere magri ed in salute, fisica e psichica.

Il mio sogno è che vi possa dare anche un piccolo stimolo ad essere delle persone migliori, per voi e per chi vi sta accanto.

In bocca al lupo, con tutto il cuore.